自分でできる
チクチク療法

ナガタクリニック院長
長田　裕

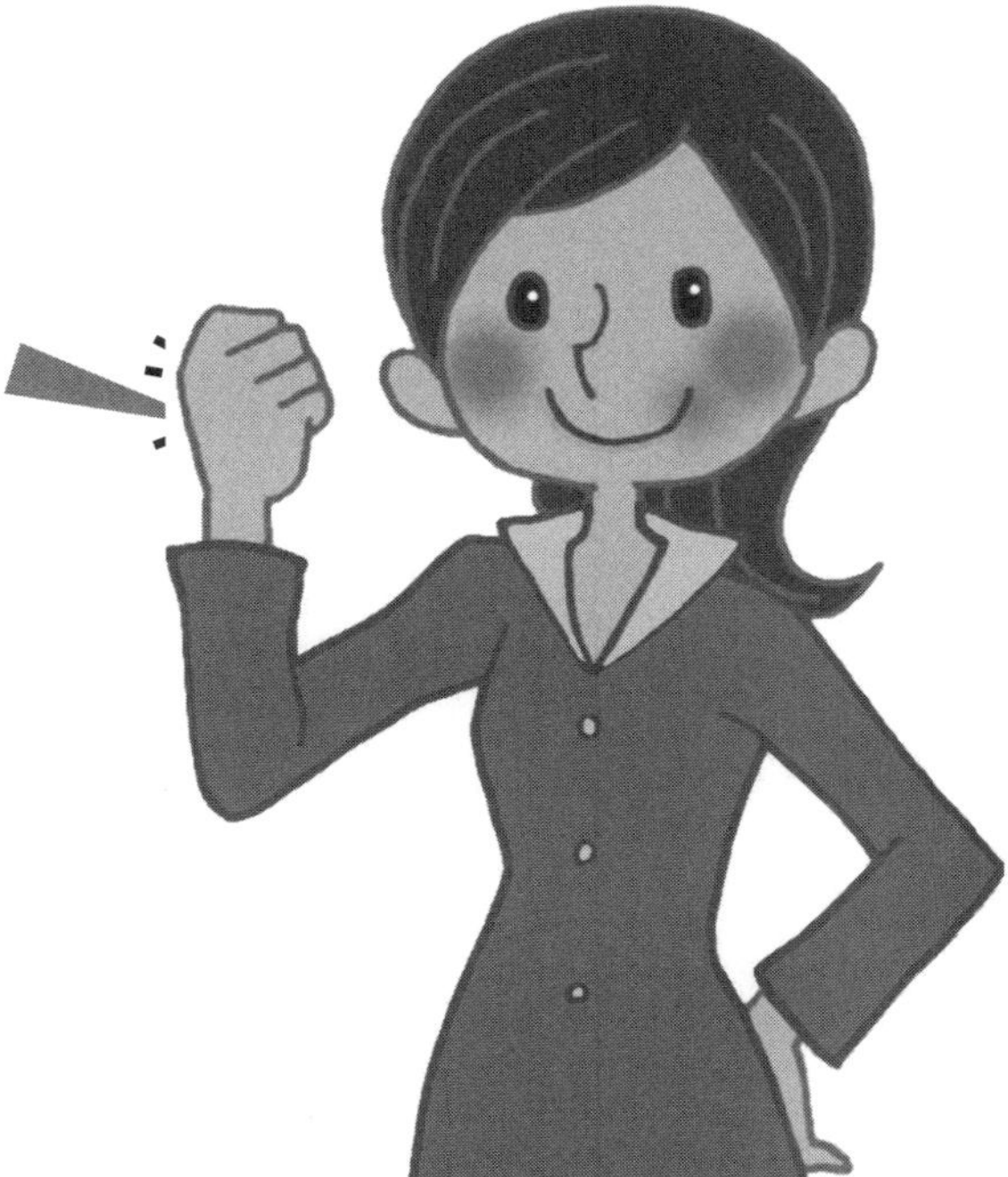

三和書籍

はじめに

皆さんはチクチク療法の「チクチク」ということばをどのように感じますか？　何か尖ったもので皮膚をツンツンと刺されているというイメージでしょうか。まさに、その通りなのです。そのイメージをうまく表現してくれた少年がいます。

この少年は7歳の小学2年生で、小さい頃から医者になりたいと思い続けているそうです。彼は、私の妻が通う料理教室でお世話になっている女性のお子さんで、足の小指の痛みで当クリニックを受診しました。

経過としては、受診する10日ほど前から右足小指が痛み出し、しばらくして痛みが増強したため、夜間、救急で病院へ行きました。それでも改善しないので、別の医療機関も受診したものの思わしくありませんでした。それで、お母さんが私のことを思い出して連れてきてくれたのです。

治療はほんの短時間で終わってしまいました。少年は、治った喜びを数日後、手紙に書いて送ってきてくれました。チクチク療法のことを非常に明快に述べてくれましたので、紹介します。まずは手紙の前半部分です。

「長田先生へ
ありがとう長田先生。足の痛みが消えました。ピンセットの先でチョンチョンとするだけで治したので、すごい、まるで魔法みたいだと思いました。骨のこともいろいろ教えてくださったので、勉強になりました。ありがとうございます。また教えてください」

どうですか？　すごくうまく表現しています。「チョンチョン」という言葉、また、「魔法のよう」とも書いてくれました。

これは私がこの仕事を始めてから、手・腕・足・膝・腰・股関節などの痛みがある部位に施術をした直後に、よくなった患者さんが漏らした言葉と同じなのです。それほど即効的に効果が表れることが多いのです。

もちろん、疾患や体調の違いでそうならない場合もありますから、全てとは受け取らないでくださいね。

もう1つのエピソードをご紹介しましょう。私の行う無血刺絡療法（チクチク療法の本名です）のよき理解者で、私の治療を1年半遅れて開始し、8年余りで新規症例を1万6千名以上も診た芝山豊和先生の話です。彼は大阪府吹田市で鍼灸整骨院を開いている素晴らしい治療家です。彼はチクチク療法で治療する多くの弟子達を独立させてきました。

その彼が、少年サッカーを付き添いで観戦していたときのことです。子供同士が接触して顔面をヒットし、まぶたが腫れて目が塞がってしまいました。この子はプレーを一時中断しました。通常ならばこのような場合、酷ければ病院へ行くか、軽ければ冷やすかして様子をみるでしょう。

ところが、このような時にチクチクが役に立ったのです。芝山先生は、持っていたボールペンの先で腫れている所をチクチクしたのです。

たちまち、少年の腫れは引いて目が開いたのです。様子を見ていた父兄から拍手が起こりました。その後、この少年は眼科を受診し事なきを得たと報告してくれたそうです。

これはチクチク療法がスポーツの現場の応急処置にも効果を発揮できることがわかったよい事例です（打撲については31ページで解説しています）。

どうですか。この2つのエピソードでチクチクの様子が目に浮かんできませんか？無血刺絡療法とはこのようにチクチクする治療法なのです。

今まで、「無血刺絡」と冠した言葉で私が上梓した本が3冊あります。『無血刺絡の臨床』、『無血刺絡手技書』（以上、三和書籍刊）、『無血刺絡療法』（河出書房新社刊）です。

先の2冊は医療者向けの専門書で、あとは一般読者向けに書いた本です。後者は昨年（2014年）2月、絶版となったため、増補改訂版として追加補筆修正して書き改め、改題もして新しく三和書籍から出版することになりました。それがこの『チクチク療法』の原形です。

そして、新しく追加する新療法や新情報が非常に多いため、2冊の本に分けました。本書『自分でできるチクチク療法』と、続いて刊行予定の『チクチク療法　臨床編』

です。

本書は、前作よりさらにわかりやすく一般読者の実践の役に立つように、家庭療法の新しい情報をたくさん入れ、そのやり方がビジュアルにわかるようにイラスト・図を大幅に追加しました。これは一般読者に特に読んでほしい内容となっています。

その筆頭は、前に「自己無血刺絡」と呼んでいた、自分で行うチクチク療法を「自己チクチク療法」と名前を変えて、新しい知見を示したことです。チクチク治療を患者さんご自身が行っても、痛みやしびれなどの苦しみを、ずいぶん和らげられることがわかってきました。

まずは、全体的な健康の維持・改善と、打ち身、ねんざ、痛みなどのよく起こるトラブルに応急処置として応用していただきたいと思います。前作では症例数も限られておりましたが、今回は豊富な症例を紹介することができましたので、お役に立てることと確信しております。

また、新しい養生法についても追加しました。顔もみ、指根っこ回しです。前作にあった温熱療法、運動療法についても大幅に書き加えました。食養生の項目では、人類史から見た食事と病、という新しい視点で書いてみました。巷間、論議されている肉食の是非についても、脳の進化という方向から、説き起こしてみました。病と心の関係についても私見を述べさせていただきました。

反面、削ったところはリンパ球と無血刺絡の解説部分です。これらは一般の人たちには難しかったようです。リンパ球に関しては、安保徹先生のご著書を読んでいただくとして、『臨床編』に残した部分はわかりやすく書き直したつもりです。少しでも理解が深まってくれれば幸いです。

このような事情で、ページ数が前作を大幅に上回り、1冊の本にまとめるには、読者の皆さんに相当な負担を強いると感じました。

その1つは、大幅な改訂をしページ数が増えたのは、掲載した疾患数の増加のためであり、そうすれば、必然的に医学用語がたくさん増えるため、読むのに相当苦労するのではないかと推察しました。そのため、病気の解説とチクチク療法の理論的な説明は『臨床編』として、本書とは分けることにしました。

次は、手ごろな値段で提供したいという希望を持ち続けておりましたが、大幅なページ数の増加から、それが難しいと判断しました。そのため分冊を決断せざるを得ませんでした。それにより、一般の方にぜひお読みいただきたい内容を本書にまとめました。

なお、一般の方でも、まず本書を読んでいただいて興味を持ち、より深く知りたいと思っていただけましたら、『臨床編』をお求めいただければと考えております。

このように分冊したことで、それぞれの目的、予備知識などに合わせてお求めやすくなったのではないかと思っています。

この本は啓蒙書です。それによりチクチク治療を一般読者に認知していただくことと、この治療ができる医療者が育つことを期待してこの本を書きました。

なお、無血刺絡療法普及会（#）という講習会が、東京で２０１２年3月から２０１４年11月までに13回開催されました。こうした地道な活動も引き続きしていきたいと思っています。

さて、最後になりましたが、先のチョンチョンと表現してくれた少年の、手紙の残りの部分を紹介して「はじめに」の締めくくりとします。

「ぼくは西洋医学ではなく、免疫力を高めて笑いで病気をふきとばす医者をめざしています。長田先生の治療法を見て、目標とするお医者が見つかりました。ぼくは先生の本を読みたい。ぼくは長田先生の弟子になって、将来、ぼくは人の役に立つお医者さんになります」

平成27年2月

ナガタクリニック　長田裕

#無血刺絡療法普及会ホームページ：http://muketsushiraku.sanwahd.net/

追記：少年はこのあと拙著『脳神経外科医が考案した超健康になる顔もみ療法』を読んで感想を述べてくれました。

『自分でできるチクチク療法』目次

第1章　チクチク療法　症状・病気別の治療法　27

第2章 なぜチクチク刺激で病気は改善するのか――療法確立秘話―― 71

第3章

チクチク療法と併せて行いたい家庭療法① 温熱療法

第4章 チクチク療法と併せて行いたい家庭療法② 運動療法　115

第5章 チクチク療法と併せて行いたい家庭療法③　顔もみ療法と指根っこ回し　155

第6章 食事と病の関係を人類史から見る　169

イラスト作成 ㈲J-ART

序章

毎日2分で健康になる！
チクチク療法の
基本3ステップ

1 チクチク療法とは何だろう？

＊1 メイド・イン・ジャパンの新しい治療法

「チクチク療法」は、その名の通りチクチクッとした刺激を与えて病気を治す治療法です。脳外科医であった私が、のちほど紹介する福田―安保理論にヒントを得て生み出した、西洋医学の対症療法と異なる、しかも、東洋医学の鍼治療とも違うメイド・イン・ジャパンの新しい治療体系です。

約11年前に私は、「無血刺絡療法」という名で、痛圧刺激（チクチク刺激）を与えて病気を治す治療法を始めました。詳しい話は後でご紹介しますが、福田―安保理論でいう「嫌なもの反射」を利用して副交感反応を導き出す療法です。

この療法はその名の通り、チクチクするといっても注射針を使う刺絡と違って血を出さない、つまり体内に異物を刺入しない治療法です。

刺激する場所についても、西洋医学の神経解剖と東洋医学の経絡の考えをドッキングさせた独自の「デルマトーム理論」にもとづき、治療ポイントを探り当てたものです。最初は私自身の体を実験台に使い、チクチク刺激効果を確かめ、その体験をもとに、約11年間、この療法のやり方を進化させてきました。

私がチクチク治療の効果を確認できた疾患は、古典型片頭痛、そして頸椎ヘルニヤによる痛み、湿疹、こむら返り、腰痛、痺れ、排便の補助治療、ヤケド、虫歯……など、多岐にわたります。これらの症状のいくつかについては、のちほど詳しく述べます。

＊２　家庭療法としての「自己チク療法」

このようなチクチク刺激によってクリニックの患者さんを治療しているうちに、私は「患者さんの立場からすれば、自分自身の辛い症状をご自分でチクチク刺激して治せたらどれほどいいだろうなあ」と思うようになりました。そうなれば、患者さんにとって、どれほどの救いになるでしょうか。医療費の削減にもつながります。

養生法の基本は家庭療法です。それは医療機関ではできない治療を自らが実践して行い、かつ、効果の上がるものでなくてはなりません。

私のクリニックではさまざまな家庭療法を駆使して、医療現場ではできない養生法を伝授しています。クリニックにおける治療手技だけでは効果の持続時間に限界があるからです。

そういった点で、私が日常指導している家庭療法は「身近な道具を使い、しかもどこでもできる」ということを基本的なコンセプトにしています。

そこで進化した無血刺絡療法をより身近に感じていただけるようにチクチク療法とネーミングし、また患者さんがご自身で行うチクチク療法を「自己チク療法」と呼ぶことにしました。

すでに私のクリニックでは自己チク療法を実践されている患者さんがたくさんいらっしゃいます。

ある月の当クリニックの調査では通院中の約55%以上の人が経験していました。毎日実践している人もいます。

最も長い経歴の人は８年以上にもなります。この人は、何十年もの間、下腿と足のしびれの感覚を失っていましたが、自己チクチク療法を続け、最近になり足裏の感覚が回復し、米粒を踏んでも痛みがわかるようになりました。

これから本書では、ご家庭で実践していただければ、必ずやその効果をその場で実感できるものばかりだと自負している家庭療法を紹介していきます。

最初にチクチク療法（自己チクチク療法）について詳しく説明し、次いで、それとあわせて実践すればさらに効果が高まる温熱療法（これも「嫌なもの反射」を利用する点で、チクチク療法と相通じる治療法です）、運動療法、顔もみ療法と指根っこ回しの順番に紹介します。そして、最後の章では、当クリニックにおける食事療法の基本についても触れてみます。

2 チクチク療法の道具と心がけ

＊1 身近な道具でOK

自己チク療法に使うのはごく身近な道具です。真っ先に頭に浮かぶのは爪楊枝。過去にも爪楊枝療法というのがありました。ほかの道具として、シャープペンシル、インクのなくなったボールペンなど、尖端がとがった道具なら何でも使えます。

しかし、間違っても出血させたり、皮膚を傷つけたりするような刺し方はしないでください。あくまで「ソフトに瞬時に、しかし痛みは感じるように」です。あとで詳しく説明しますが、このチクチク療法に必要なことは痛み刺激を与えることです。痛み刺激によって副交感反応を呼び起こすのが肝心なのです。

東洋医学の刺絡はあえて血を出す（瀉血といいます）ように体内に針を刺し入れま

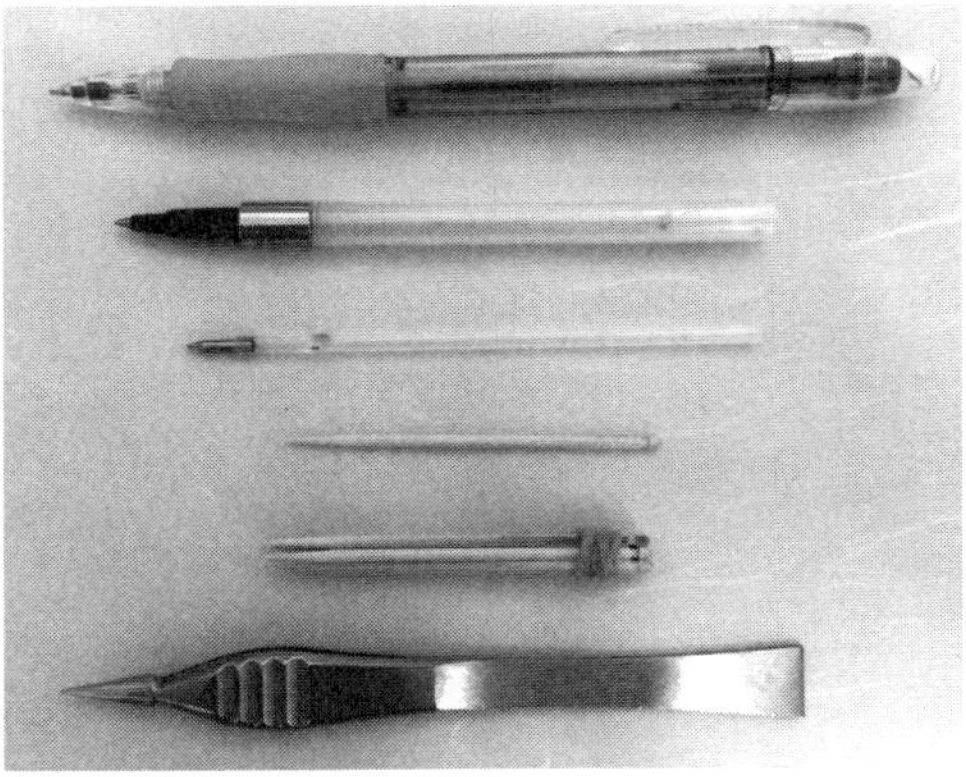

チクチク刺激を行う道具各種
上から、シャープペンシル、インクの切れたボールペン2つ、爪楊枝、7本束ねて正六角形になった爪楊枝。
最下段は、筆者が使用している長田式器具（株・カナケン社製）。

すが、チクチク療法（無血刺絡）は血を出さないように刺しますので、その点では危険はありません。

＊2　前向き、かつ気楽な気持ちで柔軟に実践することが大事

チクチク療法は、前向きな気持ち、つまり、治すという気持ちを持っているかどうかで、効果が左右されます。

疑ったり、不安がったり、嫌だなと思ったりしては副交感反応が誘導されません。痛いばかりが増幅されます。

特に、薬を服用している人は、チクチク刺激をしても反応が乏しくなりがちです。そこで不

安を持ってもいけませんが、かといって、効果が表れるまでとむきになって、過剰な刺激から入るのは戒めてください。

前向きで、かつ、気楽な気分で少しずつ始めることです。最初から5分も10分もと、たくさんすることだけは避けてください。繰り返しますが、不都合と感じたらすぐに中止してください。

ちなみに私は、今までに全身くまなくチクチクしてきました。していない部位は、唯一、肛門だけかもしれません。歯肉へも歯間フロスでツンツンしています。

3　毎日2分で健康になる基本のチクチク療法

＊1　爪↓頭↓顔の3ステップ刺激で健康の維持・改善

私のクリニックでの施術やチクチク療法（無血刺絡療法）の講習会で、ほとんど必ず行っている基本的なチクチク療法があります。

それは爪↓頭↓顔の３ステップを１セットとして行うチクチク刺激です。習慣的に毎日行うチクチク療法として、この３ステップを実践すれば、病気の改善や健康維持に役立つことは間違いありません。

今まで当クリニックの患者さんが日常的に行ってきて、その効果を日々感じておられるからです。

＊2 副交感反応が活発になり、血流も促進

爪・頭・顔の3ステップのチクチク療法を行うと、よく眠れる、体が軽くなる、動きやすくなる、目がはっきりする、体温が上がってくるなどといった感想を聞くことがあります。

このとき患者さんの体内では副交感反応が活発化し血流が改善（循環が好転）し、ホルモンバランスがよくなり、代謝が亢進し、その結果、免疫力が高まり、病気に対する抵抗力が増しているのです。

それは多くの患者さんの改善効果から見て取れます。具体的には高血圧、糖尿病、脂質異常症などの生活習慣病から始まって、諸種の難病疾患の改善に結びついているからです。

神経難病であるパーキンソン病や関節リウマチ、それに膠原病、ガンなど、多岐に渡る疾病で改善した結果を得ています（これらについては次巻の『チクチク療法　臨床編』で詳述しています）。

もちろん、そこには第6章で紹介する食事指導も関与しています。

4 ステップ1 爪へのチクチク刺激

＊1 「爪チクチク療法」で爪の井穴を刺激

まず最初のステップは、両手指の爪の生え際にある「井穴」を刺激する自己チクチク療法です。「爪もみ」という健康法をご存知でしたら、それをチクチク刺激に変えるだけと考えれば、わかりやすいと思います。

これをすることで手が温かくなる、神経性の胃痛がよくなる、レイノー症状が改善するなどといった即効的な副交感反応が見られることがあります。シェーグレン症候群では唾液が出る現象が見られた患者さんもありました。

皆さんが初めてチクチク療法に取り組むときは、この「爪チクチク療法」から始めるこ

チクチク刺激の基本的なやり方（1）

■身近な道具でOK

7ページで紹介した身近な道具を使います。

- ごく狭い範囲を細かくチクチクする場合は爪楊枝1本で行う、といった工夫をするとなおよいでしょう。

■刺し跡が残るくらい強く刺す

「痛み刺激」がチクチク療法のポイントです。

- 最初はかなり「イタイッ」と感じる強さです。
- しかし、血が出たり、皮膚が破れるほどは刺しません。

「イタッ」が大事！

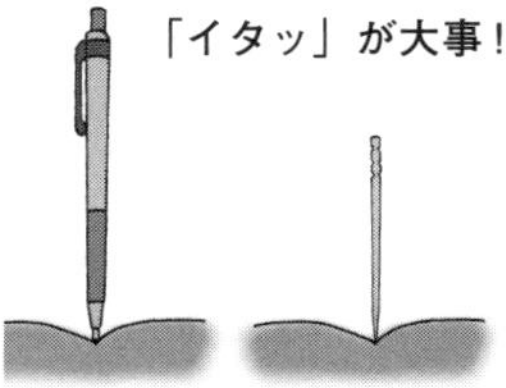

とになると思います。ですから、この爪チクをチクチク療法の入り口、ウオーミングアップと考えて、練習する場所に利用するといいでしょう（上図参照）。

爪チク療法のやり方は、左図の通りです。やりながらチクチクと刺す刺激の強さなども覚えましょう。最初は「イタッ」と感じますが、その「痛み刺激」こそがチクチク療法のポイントなのです。

このさじ加減を爪チク療法で覚えて、次の頭や顔のチクチク療法のステップへ進むといいでしょう。

きっと楽しく続けられると思います。

爪チク療法（井穴刺激）

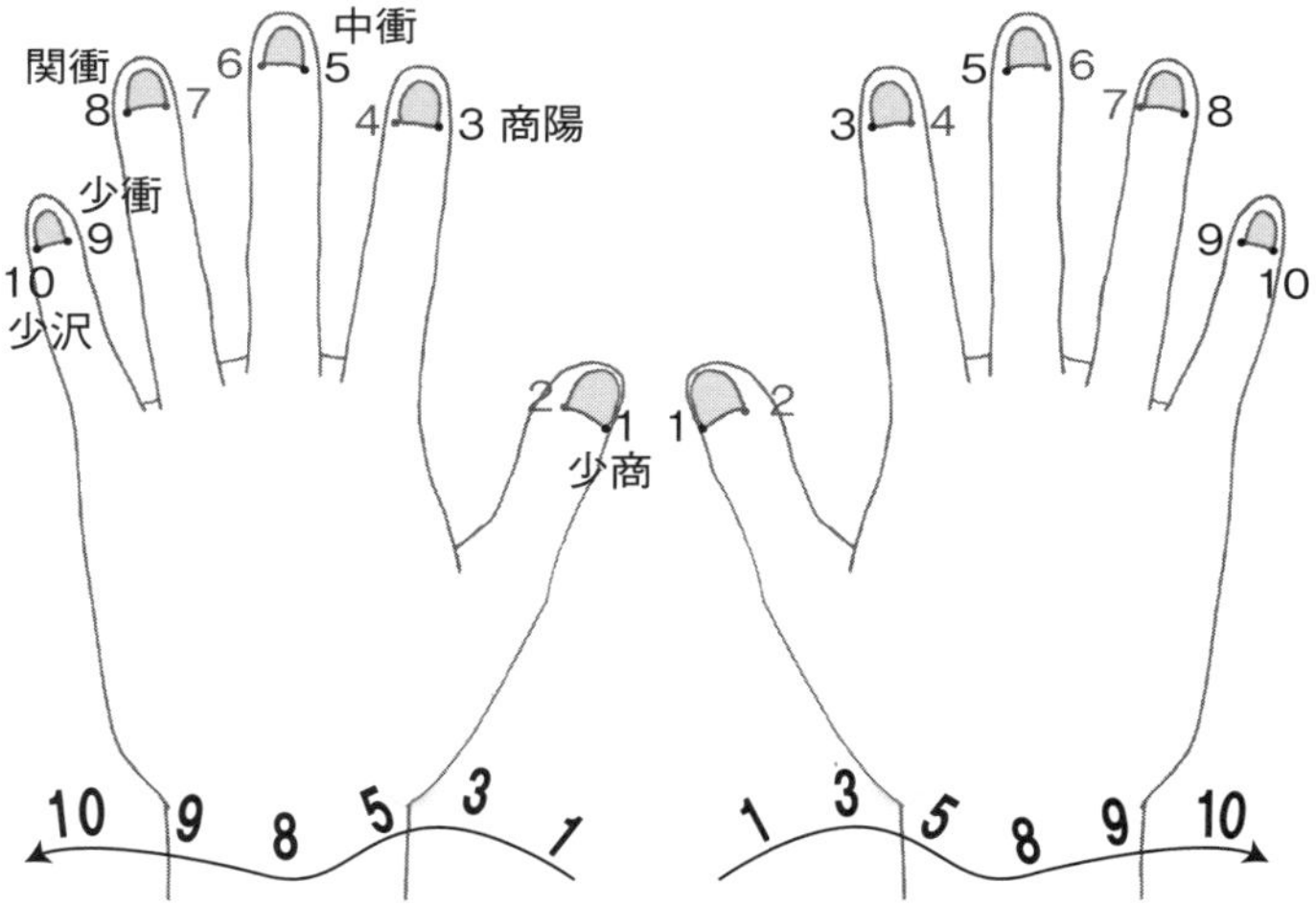

上のイラストのように、指の爪の生え際の両端から２mm離れた部分（井穴）に、親指の外側から順に１・２・３……10と番号がついているとイメージしてください。

■１→３→５→８→９→10の順にチクチク

①１→３→５→８→９→10（濃いクロの丸）の順に、ボールペンの先などで強く刺していきます。
②それぞれのポイントを１回ずつギュッと刺すだけでＯＫです。
③片方の手が終わったら、もう片方の手の指も同様に行います。

・「いち・さん・ご・はち・きゅう・じゅう」と唱えながら刺すクセをつけると、早く覚えられ、図を見なくてもよくなります。

5 ステップ2　頭へのチクチク刺激

＊1　頭の百会パートと脳パートをチクチク刺激

爪チクチク療法を終えたら、次は頭をチクチク刺激します。

頭の治療ポイントには「百会パート」と「脳パート」があります。この２つの治療点は『無血刺絡の臨床』（三和書籍刊）という専門書を書いたときに区分したものですが、この２つは不可分のパートですので、今は一括して「頭パート」と呼んでいます。

ここを刺激すると脳内副交感反応が誘発され、間脳下垂体系が活性化されると推定しています。それはステロイドホルモン依存性の疾病が、同時進行して改善していくことからもうかがえます。

リウマチ、膠原病、気管支ぜんそく、花粉症、アトピー、掌蹠膿疱症、潰瘍性大腸

頭のチクチク療法

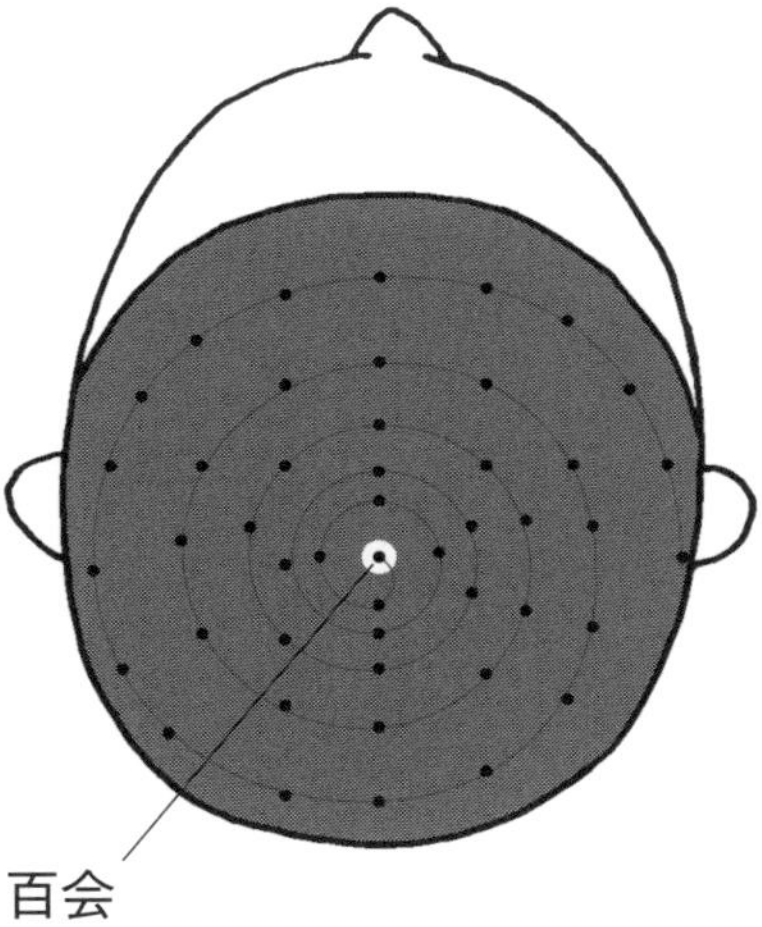

百会を中心に、渦巻き状にチクチク刺激を加えます。

40 ～ 50か所（回）を目安に、過剰な刺激は控えましょう。

百会の見つけ方

頭をまっすぐにして左右の耳介を前方に折り、その先端を結ぶ線（耳上線）と正中線の交わるところから少し後方に大きく陥没したところがあります。ここが百会です。

【参考】頭の治療ポイント

渦巻き状にチクチクする際に、イラストの①～③のラインを意識するとよいでしょう。

①百会を通る前頭部から後頭部までのライン
②こめかみの垂直ライン
③両耳介上端を通る水平ライン

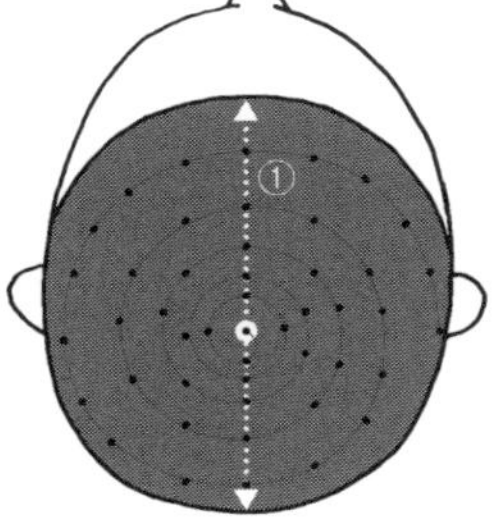

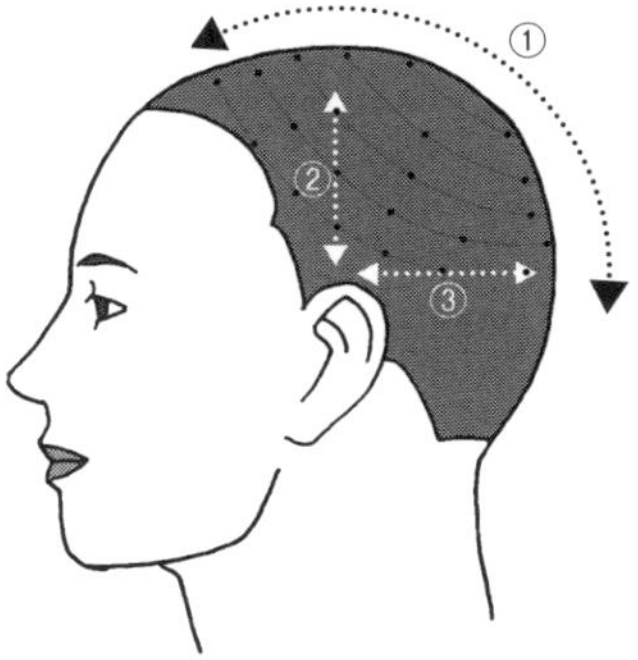

チクチク刺激の基本的なやり方（2）

■ピンポイントに刺激しづらいときは「渦巻き状にチクチク」が基本

中心から外側へ円を描きながらチクチクします。

- 専門家向けのピンポイントな刺激点はありますが、自己チクの場合はそこまで厳密でなくてOK。渦巻き状に刺激点周辺をまんべんなくチクチクします。
- 渦巻き状にすることで刺激箇所の重複も避けられます。
- 部位によっては「渦巻き状」に刺さないところもあります。
- 時計・反時計回りでもOKです。

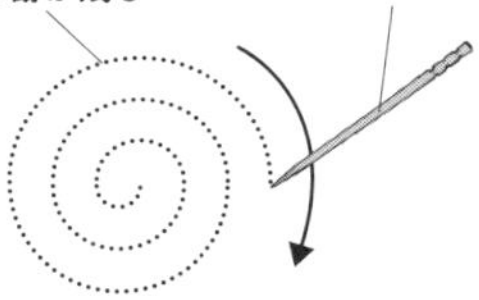

炎などのステロイド依存性疾患を、私はこの頭パートで治療してきました。

これからは皆さんが治療者になって自分で治す気概を持って取り組んでください。

＊2 頭と顔のチクチク刺激は回数に要注意

さて、チクチク刺激の回数について、ここで説明しておきます。

私がクリニックで治療する際の刺激回数は、毎回ほぼ、どこの部位でも治療点を一巡するだけで終わるのが普通です。しかし、特に重要だと思う部位だけ、ピンポイントに数十回チクチクすることもあります。

それでも、頭と顔だけは同じポイントを複数回刺激することはありません。１つの治療点を１回ずつ刺激し、一巡りするだけで有効性を確認しています。

顔と頭に関しては、一回の治療につき、それぞれ40～50か所（回）チクチクするのを限度として、ご自分に合う回数を決めていってください。これを１日にワンセット行えばいいでしょう。

なぜ頭や顔への刺激回数を多くしてはいけないか？　その理由は次のようなことです。絶えず頭や顔を痛圧刺激し続けると、脳内副交感神経も同時に刺激され続けますから、内分泌中枢からのホルモン分泌も絶え間なく出続けると考えられます。そうすると、正常人なら何でもなくても、病気のある人では異なるリアクションが起こると推定されます。

例えば、パーキンソン病の場合を考えてみましょう。パーキンソン病はドーパミン不足がその一因とされていますから、チクチク刺激を過剰にし続けたら、ドーパミンが枯渇しかかっている中脳黒質細胞からさらにドーパミンが絞り出され、残存するドーパミンがますます減っていくということが懸念されるのです。

それは、パーキンソン病に限らず、どのような病気の人でも同様と考えています。もし、毎日、過剰に刺激したとすると、内分泌中枢は疲労してしまうでしょうから、そのうち反応しなくなることが危惧されます。なぜなら、ホルモンは無限に体内に内蔵されているわけではないからです。そうではないからこそパーキンソン病が起こるのだと考えられます。私がパーキンソン病の治療を週に2〜3回していた頃は、その2、3回で効果があったのですから、そのくらいの回数が適切と考えられます。

皆さんが自分でチクチク療法を始めるときには、少な目な刺激回数から始め、チクチク刺激の効果を見ながら増やしていくようにしてください。

先ほど述べた通り1回の治療で頭と顔を刺激する箇所は40〜50か所を各ワンセットとして、1日にワンセットから試してみましょう。実際、当クリニックの患者さんにもそのように指導しています。

通常ならチクチク刺激は心地よいものです。特に施術後は。

6 ステップ3 顔へのチクチク刺激

＊1 「目パート」「鼻パート」「口パート」を刺激

顔のチクチクポイントは、目・鼻・口の３つのパートから成っています。顔は脳幹とつながっており、その脳幹は自律神経中枢そのものなのです。

第５章で紹介する「顔もみ療法」は、この目・鼻・口へのチクチク刺激を家庭療法用にさらに簡単にしようということで考案したものです。

あまり最初から理屈ばかりでは退屈でしょうから、なぜこの部位への刺激が有効かということについての詳細は、１５６ページからの「顔もみ療法」の項をお読みいただくことにして、早速チクチク療法のやり方の説明に移りましょう。

①目パート（図上）：名前のごとく目の周辺を刺激するポイントです。目の疾患全て

に対応できます。目に関わる神経のうち視神経、動眼神経、滑車神経などは中脳を経由しますし、中脳にはパーキンソン病の主病変である黒質細胞がありますので、鼻パートと並んでパーキンソン病には必須治療パートとなります。

②鼻パート（図中）：鼻疾患全てに対応します。鼻の周囲にはいくつかのツボがありますが、それらを含めて図のように鼻を取り巻くポイントを大雑把にチクチクすればいいでしょう。鼻の尖端は顔のデルマトーム（次項参照）からいうと脳幹の三叉神経核の最上方（大脳側）にあり、黒質細胞にもっとも接近する部位となります。ですからこの部位はパーキンソン病の治療ポイントの中でも、もっとも大事なポイントといえるでしょう。

③口パート（図下）：くちびる及び口周囲それに口腔内全ての病変を対象にします。例えば、口唇ヘルペス（この場合はヘルペス周囲をチクチクします）、歯周病である歯肉炎、虫歯、知覚過敏などやアフタ、口腔内腫瘤などです。

顔のチクチク療法

目パート・鼻パート・口パートの順にチクチク刺激を加えます。
全体で40 ～ 50か所（回）を目安にし、回数が多くならないよう気をつけましょう。

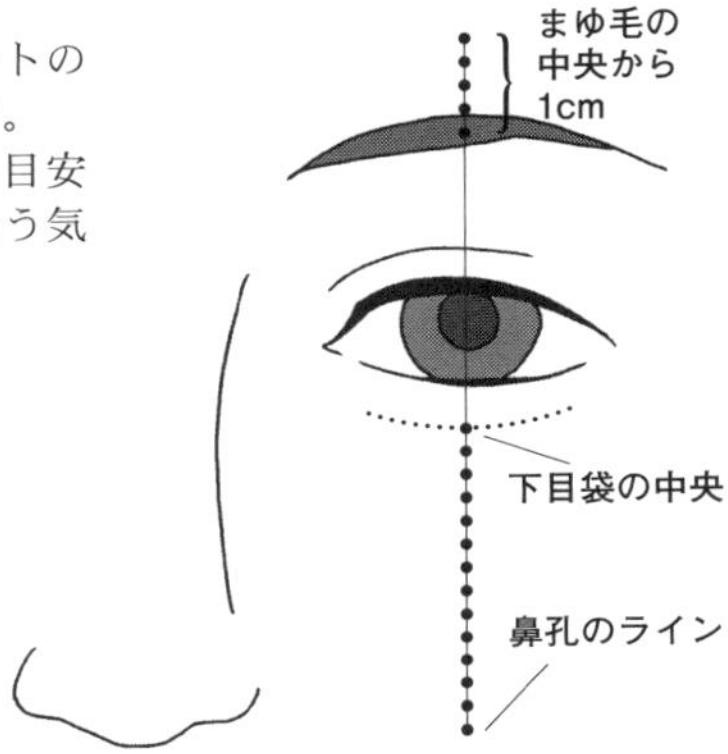

全体図

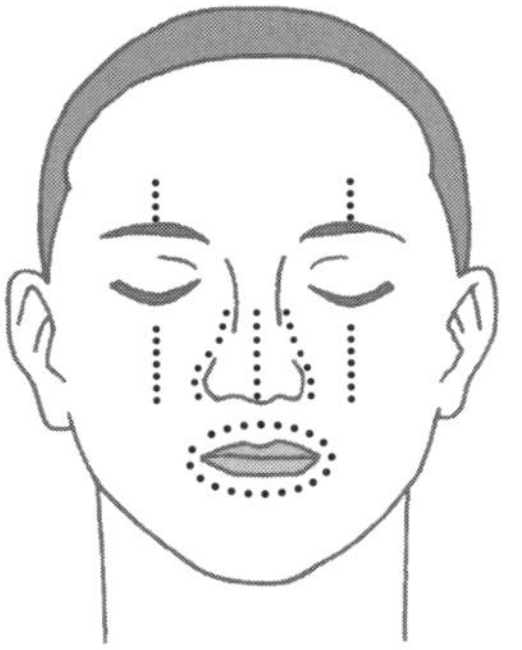

■目のチクチクポイント

瞳孔の上下のライン上を細かくチクチクします。

上のイラストのように、上側はまゆ毛の中央から上へ１cm、下側は下目袋から鼻孔のラインまでを刺します。

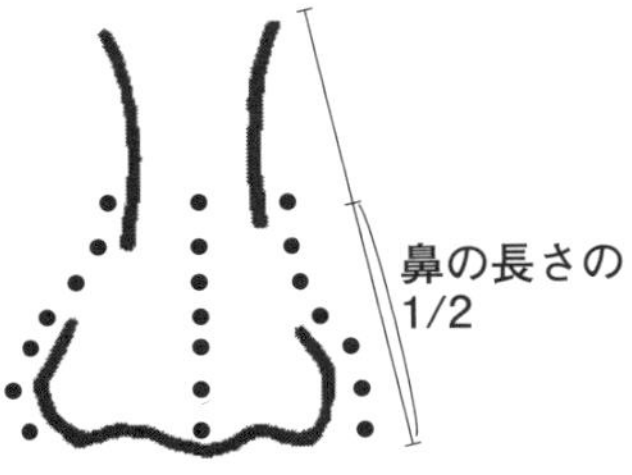

■鼻のチクチクポイント

鼻筋のセンターライン、また、鼻の周囲を取り巻くようにチクチクします。

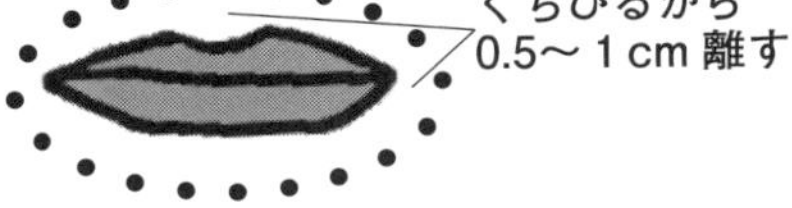

■口のチクチクポイント

くちびるの周りをチクチクします。くちびるから0.5 ～ １cm離れたところが、治療ポイントです。

*2 毎日2分間の習慣にする

いかがでしょうか？　ここまでの爪・頭・顔の3ステップが基本のチクチク療法です。手順を覚えるまでは、少し時間がかかるかもしれませんが、習慣化して慣れてくれば一連のチクチク刺激を1分半から2分でできるようになります。

これらのチクチクポイントは、チクチクした部位そのものに効果があるだけでなく、離れた場所にある疾患にも効果があります。

その理由には、尖った道具で痛圧刺激を与えるという「手法」による効果があるとともに、私独自の「デルマトーム理論」にもとづく治療ポイント、つまり刺す「場所」による効果があるのです。

7 デルマトーム理論 患部から離れた治療ポイントの発見

「デルマトーム理論」について詳しくは、78ページからの説明をお読みいただくとして、ここでは概略だけ紹介しておきます。

東洋医学のツボや経絡をイメージしていただくとわかりやすいですが、患部とは離れたところにも治療ポイントが存在する場合があります。

実際、治療現場では「脊椎ゼロポイント（脊椎の棘突起と棘突起の間＝督脈）」という後頭部から背中にかけての治療ポイントへのチクチク刺激もしています。

一般の方が行う自己チクチク療法の場合は、脊椎ゼロポイントなどは自分では手が届きづらかったり視認しづらかったりしますし、また、医療者以外が他人に施術してはいけませんので、必須ではありませんが、その理論を知っておけば役立つことも多々あります。

人体には、皮膚上に30等分に分割した脳・脊髄の知覚神経支配領域があり、それを「デルマトーム」と呼びます。わかりやすくいうと、人体には全て記号・番号のついた住所があるというものです（詳しくは78ページ参照）。

これら住所のあるところの顔や頭や脊椎のゼロポイント（督脈）にチクチク刺激を行うのが、チクチク療法の治療法の基本です。

これにより、デルマトーム支配領域に副交感反応を導くことができ、血流が高まり自然治癒力で改善または治癒へと導くことができるというわけです。

脊椎には首・肩・背・肝胃・腰・仙骨パートと命名している6つの治療パートがあります（左図）。ご参考までに、治療ポイントであるゼロポイントを、本書でも【参考】という項を設けて紹介していきますので、興味のある方は試してみてください。

６つの治療パート（デルマトーム理論による）

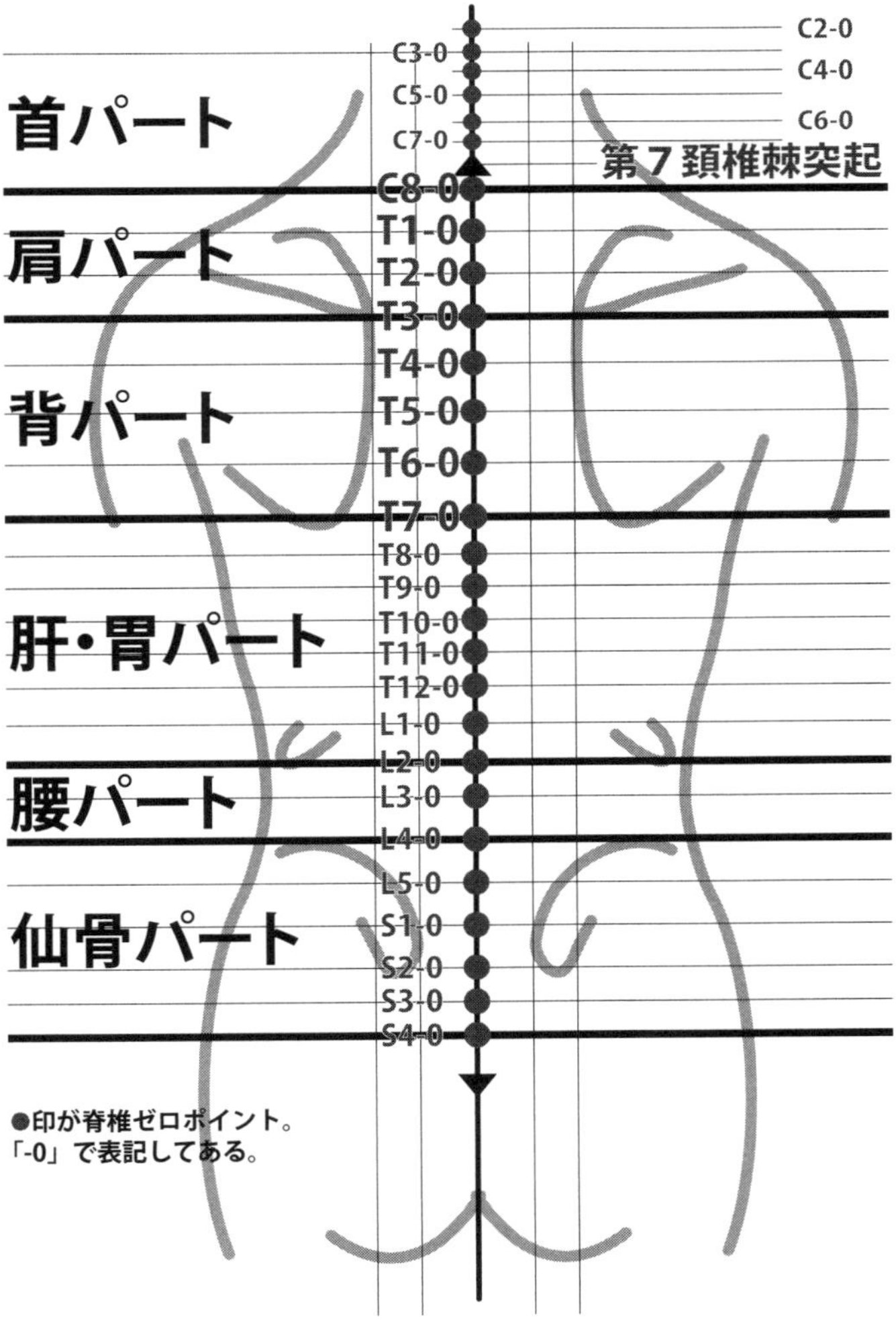

三和書籍刊・無血刺絡手技書より

体験談その1

＊脂肪腫疑い症例：M・Cさん（女性、P）

〈症例説明〉

本書58ページの「脂肪腫疑い症例」の第４例目の症例です。

〈体験談〉

私の首に凝りが出始めたのは5月末のことです。１か月くらい経つと大きく白く腫れてきました。６月22日、近所の皮膚科へ診てもらいに行きました。先生が「A病院で手術するように」と紹介状を書いてくださいました。６月29日に病院へ行くと「これは切り開いて袋の中の脂肪を取り除くではなく、袋ごとえぐり取ります」とのことでした。「でもすぐ手術しなくても涼しくなってからでもよいから」と９月に手術の予約をしました。

8月上旬、近所の人から「どんな難しい病気でも、手術も薬も使わずに治してくれるすごい医院がある」と教えてもらい、すぐに探してやっと8月末、長田先生に診ていただくことができました。先生は「これは自分で治せますよ」とすぐにおっしゃって、チクチク療法が始まりました。

先生に教えていただいたとおり、毎日爪楊枝でこぶの周りをつつきました。

１週間に一度診てもらっている間に、１か月過ぎからだんだんに小さくなり、12月に入るとほとんど〝こぶ〟がなくなってしまいました。本当に不思議です。嬉しくて毎日毎日感謝です。一人でも多くの人にこのことを知ってもらえたら幸せです。ありがとうございました。

第 1 章

チクチク療法
症状・病気別の治療法

1　自己チク療法の注意点

この章では、症例別に自己チク療法を紹介しますが、さきに注意点を述べておきます。

＊1　チクチク刺激に危険性はないか？

自己チク療法は、危険がなくいつでもどこでも気軽に行えます。チクチク刺激をして不都合だという話は聞いたことがありません。

一日一回、気が向いたときに「基本のチクチク療法」をしてもらえればいいのです。必死になって何度も何度もチクチクする必要はありません。

「皮膚を刺す」という危険性に関しては、私はこの10年間に新規症例数５０００人以上、約９万回のチクチク刺激をする機会がありましたが、トラブルは聞いておりません。

自分でチクチクする場合は、血が出たり皮膚などを傷つけたりするほど強く刺さないことに注意してください。

家庭で家族全員がしているという人も多数あります。しかし、節度あるやり方で行うようお願いします。

＊2 自己チク療法をしてはいけない人

気をつけてほしいのは、消耗性疾患を患っている人や、弱っている高齢者です。例えば、ガン、筋萎縮性側索硬化症、膠原病の強い薬を服用している患者さんなどです。

自己チク療法を行ったあとの体調に注意して、よくないと感じたら中止して様子を見ましょう。問題ないと感じたら、続ければいいのです。

そして、自己チク療法は、あくまでも個人の責任であることを銘記してください。同時に、家人以外の他人にするのも控えてください。

2 痛みに対するチクチク療法

打撲、関節痛、炎症などの痛みに対しては、基本的に、痛むところを中心に渦巻き状にチクチク刺激を加えます。

また、第3章で紹介するドライヤー療法（102ページ参照）や50度の温熱シャワー療法（98ページ参照）を併用すると、改善は早くなります。

しかし、痛いところをチクチクするのは辛いかもしれません。どのような反応が出るか、人によって反応が違います。ただ、「チクン」は一瞬で終わります。しかもチクチクするうちに、通常なら痛みが和らいでいきます。これでよくなっていることを確かめます。患者さんの中にも「打撲部位をチクチクするとものすごく痛いけれど、あとが楽なので辛抱できる」といってくださる人がいました。

そして、チクチクする中で特別痛むところは急所です。余計そこを攻める必要があります。まんべんなく刺してチクチクの痛みがさほど出なくなったら、ドライヤーで温めて終了とします。

＊1　打撲の症例と自己チク療法

患者さんからの報告を箇条書きで紹介しましょう。

①膝を強打した60代女性がすぐにチクチク刺激したところ、翌日ほとんど腫れずにすみ、皮下出血だけ残してたいへん喜ばれました。

②漬物石を足の甲に落としたあと、チクチク刺激したら翌日には腫れと痛みが出ませんでした。

③転んで膝を打った女性が、すぐチクチク刺激したら翌日腫れませんでした。

④筆者の経験です。備品の移動の際、足を打撲し第２趾の爪横から靴下に血が滲んできました。止血をしたところで爪周辺をチクチク刺激しました。腫れていて顔をしかめるほどの痛さでしたが、続けると痛くなくなってきました。翌朝、腫れもなく、押さえると少しの痛みがある程度となっていました。

⑤階段から落ちて前腕を打撲し、擦り傷を負った人が、すぐにチクチク刺激をした

ところ、翌日の腫れが出ませんでした。
⑥金づちで腕を叩いてしまい内出血をした男性でしたが、チクチク刺激をしたところ、翌日には腫れがありませんでした。
⑦フィットネスの器械で指先を2本はさみ、1本は爪下出血が出始めたので、すぐにチクチク刺激したら、翌日、腫れも痛みも出ず、押さえてもわずかな痛みだけとなりました。もう1本の指は押さえても痛みがありませんでした。血腫も広がりませんでした。

以上の報告から、打撲の腫れは翌日にはなくなるとわかりました。他にもねんざや骨折の改善報告が寄せられています。

チクチク刺激の方法

左図のように打撲部を渦巻き状にまんべんなくチクチク刺激します。これを1日に2回はします。

なお、打撲は冷えると悪化しますので、保温に注意します（カイロ、サポーターなどで）。

ふくらはぎの打撲のチクチク療法

①打撲部（点線内）をチクチク刺激します。渦巻き状にまんべんなく行います。
②そのあと歩いてみて、なお痛みが残っているところをもう一度、チクチク刺激します。
③ドライヤーを当てて終わりとします。
④打撲やねんざの急性期はドライヤー療法によって「リバウンド」が起こり痛みが増すことがありますので、チクチク療法だけで様子をみてもかまいません。

これは、チクチク刺激と後述するドライヤー療法を繰り返す方法です。

・1日に2回はします。
・冷えると悪化するので、チクチク・ドライヤーのあとは保温に注意します（カイロ、サポーターなどで）。

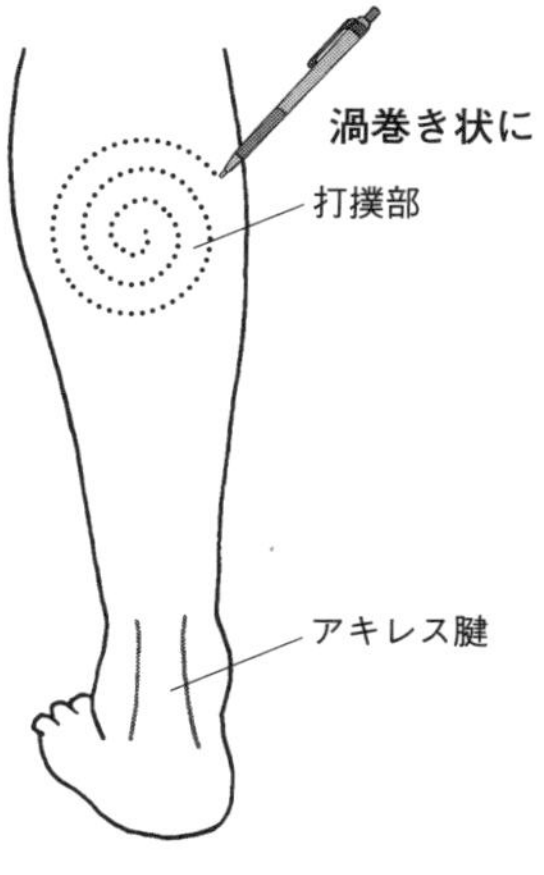

【参考】　ふくらはぎのデルマトームはS1とS2なので、仙骨パートもチクチクします（大きい図は25ページ）。

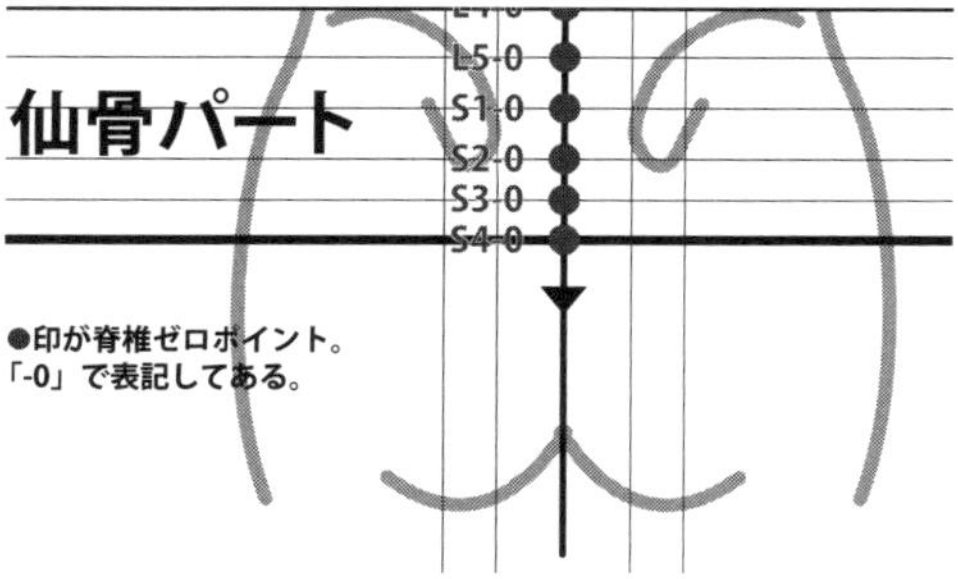

＊2　かかとの痛みの症例と自己チク療法

①かかとをテニスで痛めたあと、足を少し引きずるようになり困っていた友人に、かかとのチクチク刺激を行いました。その直後に痛みは取れ、引きずって歩かなくなりました。自己チク療法を教えたところ、すっかりよくなったそうです。

②かかとの痛みで通院中の患者さんが、自己チク刺激を何気なくしているのと、気合いを入れてするのとでは、治り具合が違うと報告してくれました。

＊3　腱鞘炎の症例と自己チク療法

①手首の腱鞘炎（ドケルバン）を自己チク療法で治しました（痛む部位にします）。

②足裏の腱鞘炎を1週間、バネ指を3か月で治した女性もいます（これも痛む部位にします）。

＊4　変形性関節症の症例と自己チク療法

①変形性膝関節症で、痛みが起きたときに、チクチク刺激とドライヤー療法をすると切り抜けられます。

右足内側のかかとの痛みに対するチクチク療法

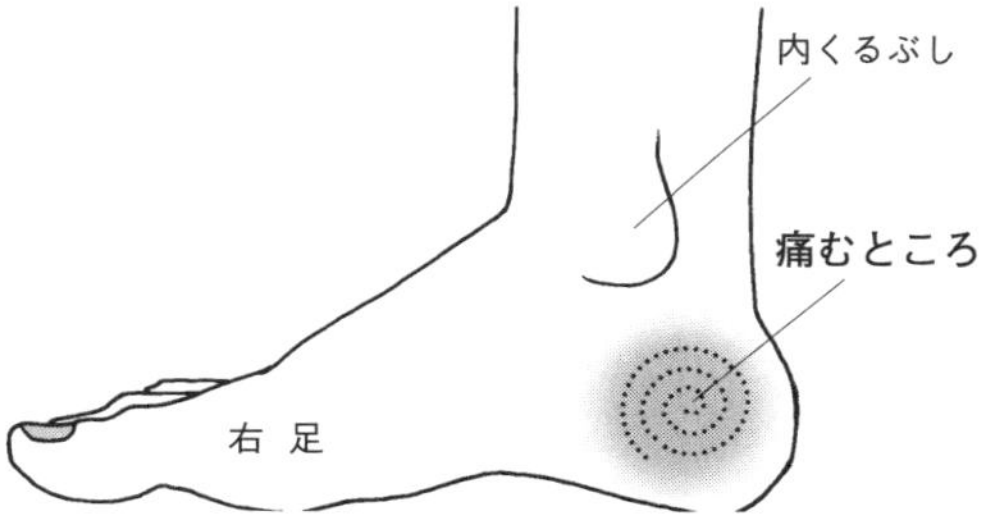

痛むところ（点線部内）を渦巻き状にチクチク刺激します。

【参考】　内くるぶしのデルマトームはL4・S2ですから、腰・仙骨パートをチクチクします（全体図は25ページ。また、デルマトーム理論については78ページからの説明を参照してください。

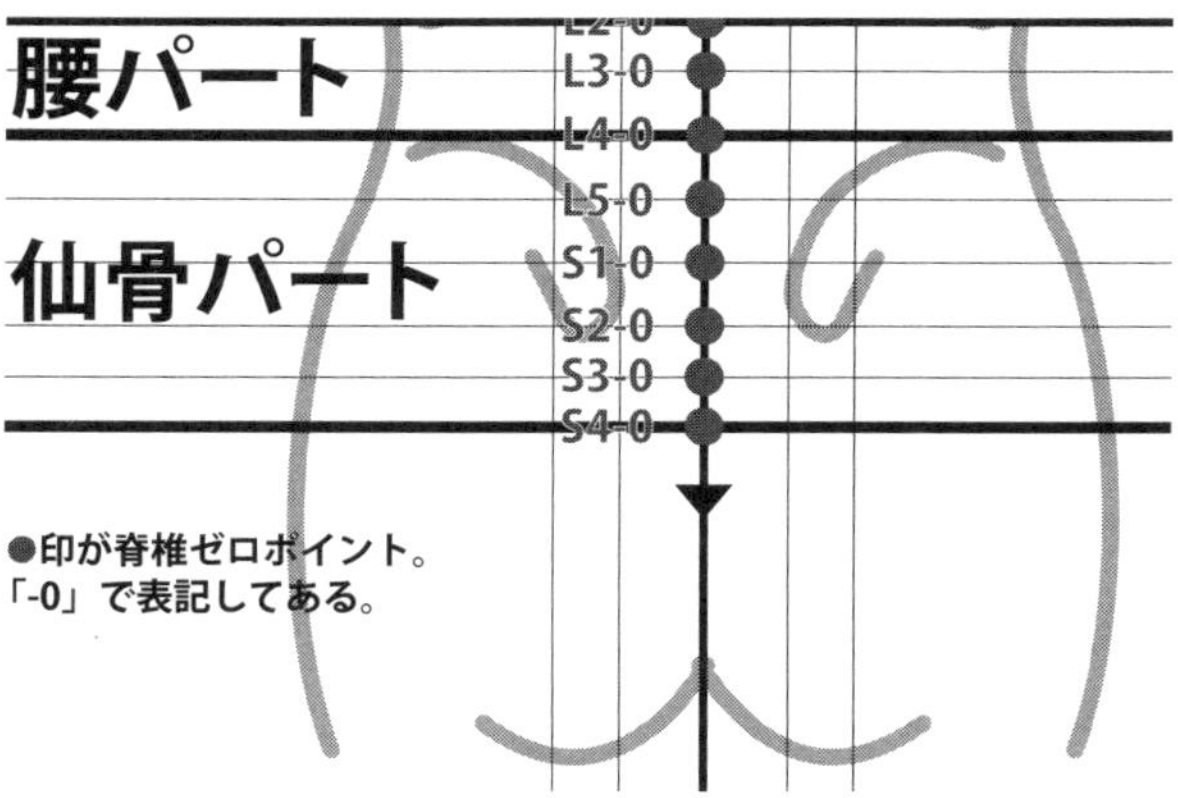

②膝に水が溜まっていた人がチクチク刺激すると、腫れが引いていきました。
③変形性股関節症の人が、朝、目が覚めたときに、腰・尻・鼡径部などをチクチク刺激したら起きやすくなるといいます。

腱鞘炎のチクチク療法

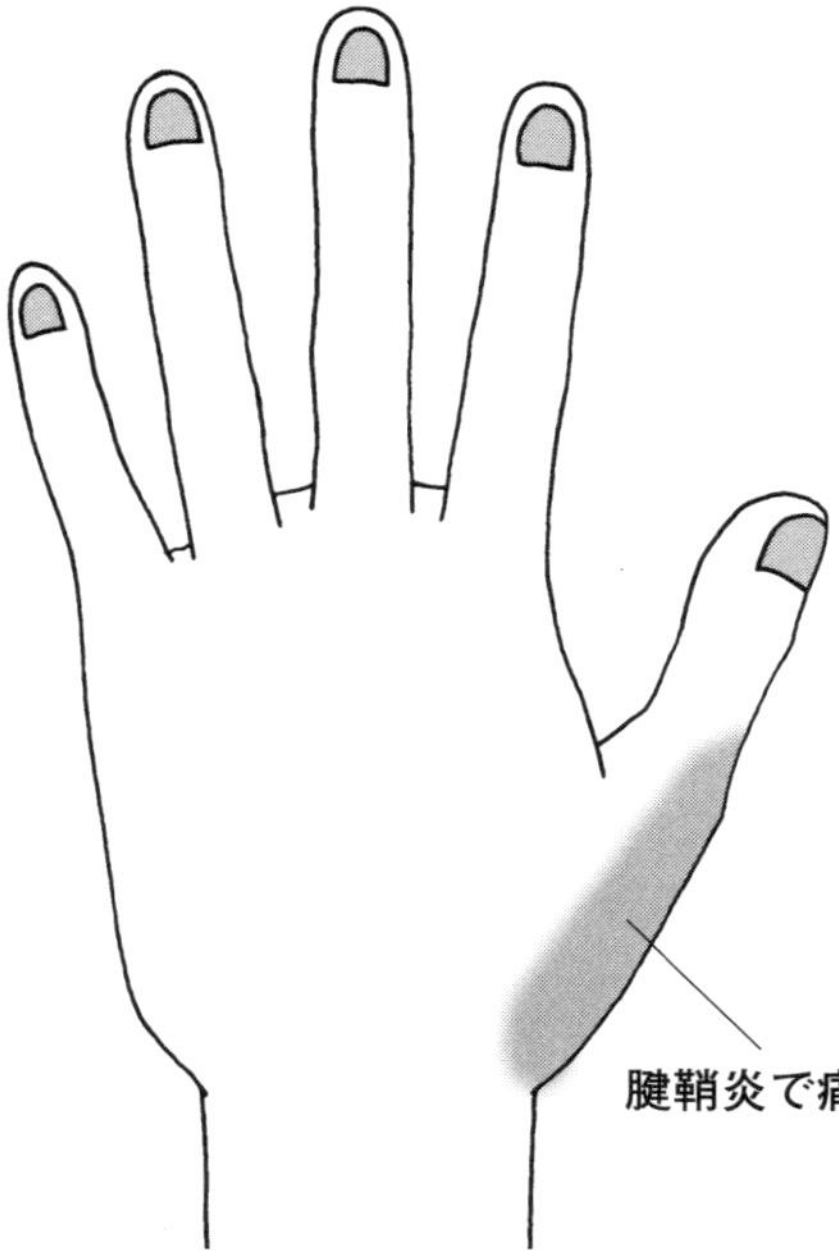

腱鞘炎で痛むところ（アミの部分）をまんべんなくチクチクします。

膝の痛みに対するチクチク療法

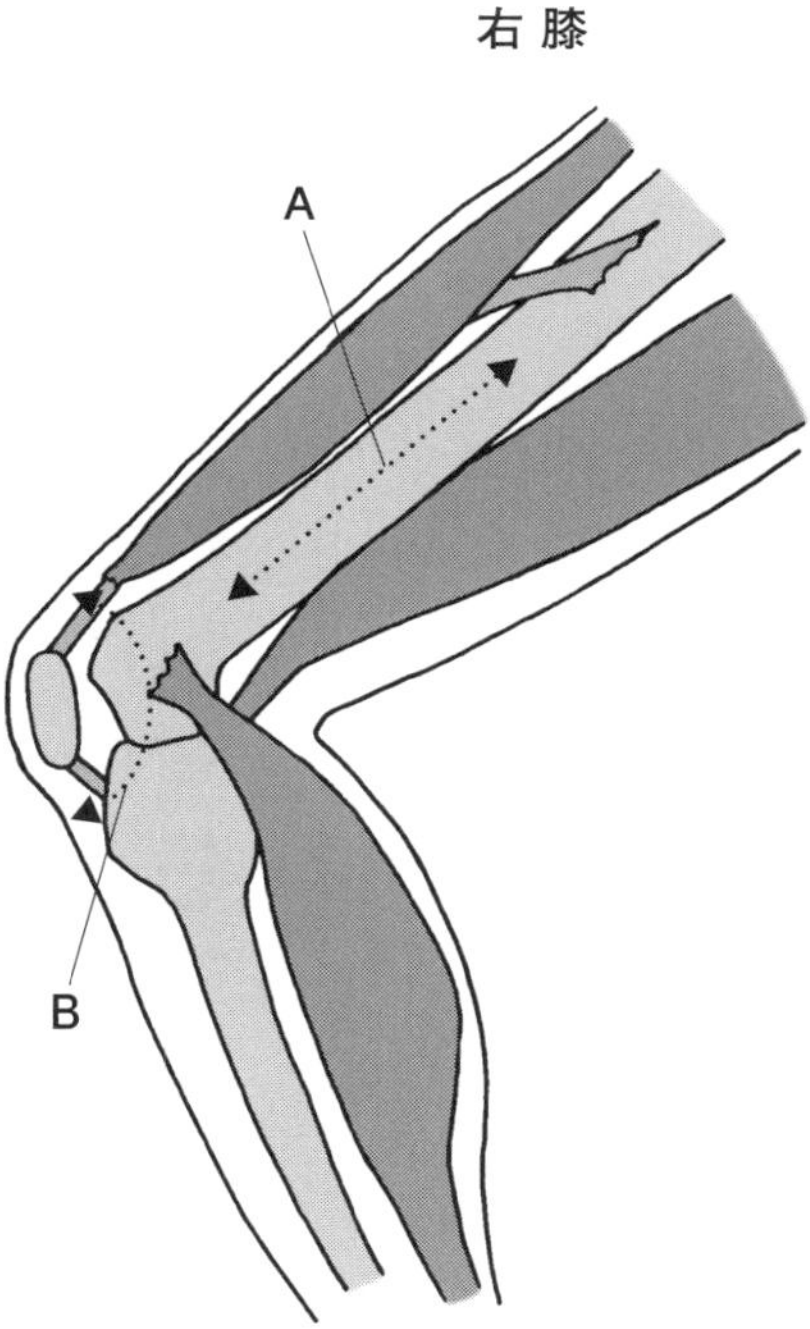

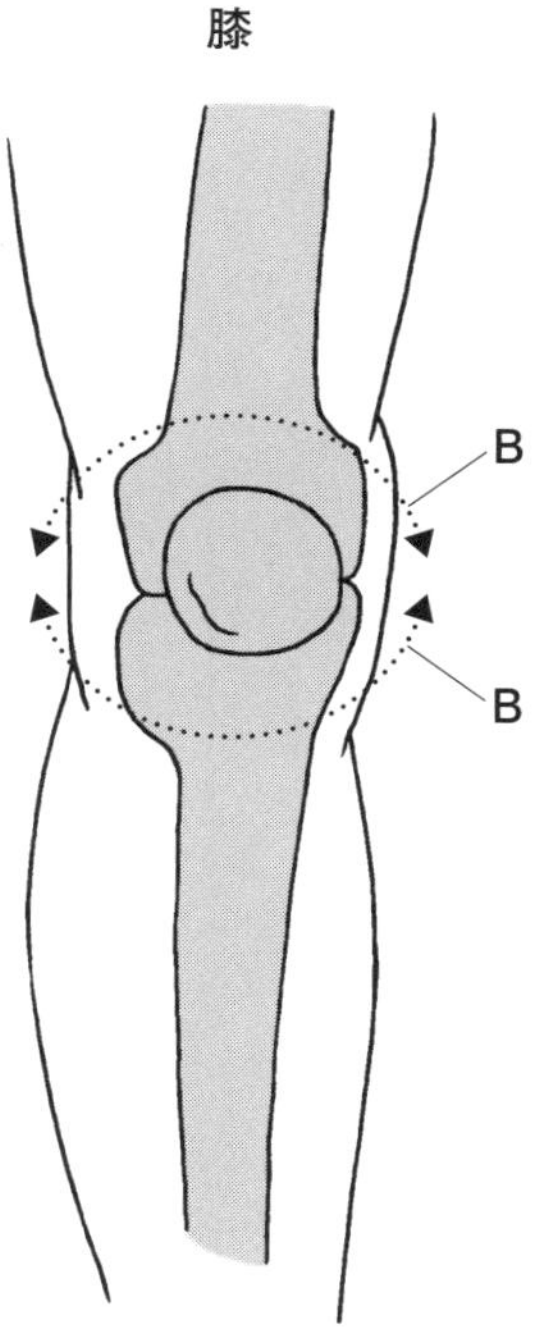

Aは大腿下部内側にある筋肉の隙間にあるへこみ部位。ここを押して痛む場合は、ここもチクチクします。

膝の痛みの場合、膝の皿の周囲を図のBのように膝を取り囲むようにチクチクします。痛むところがあれば、念入りにします。

【参考】 膝はデルマトームL3・4・5支配を受けていますから、腰・仙骨パートをチクチクします（25・35ページの図参照）。また、デルマトーム理論については78ページからの説明を参照してください。

3 しびれに対するチクチク療法

しびれは、痛みに比べてちょっと難しいです。神経走行を目安にチクチクしますから、その神経の位置を知っておく必要があるのです。医師でも理解するのは難しいですから、皆さんは、しびれている周辺としびれそのものをチクチクしてみてください。

しかし、しびれがどの神経のしびれか確かめる方法はあります。まず専門医に診断してもらうことです。それで神経の名前がわかったら、医学書やネットで検索し、その神経走行をチクチクすればよいと思います。しびれるところを触れるのが辛ければ、周辺のみしてください。

私の著書『無血刺絡手技書』（三和書籍刊）には、神経走行と治療ポイント、治療パートを解説してあります。より詳しく勉強したい方は参考にしてください。

足裏のしびれ・痛みのチクチク療法

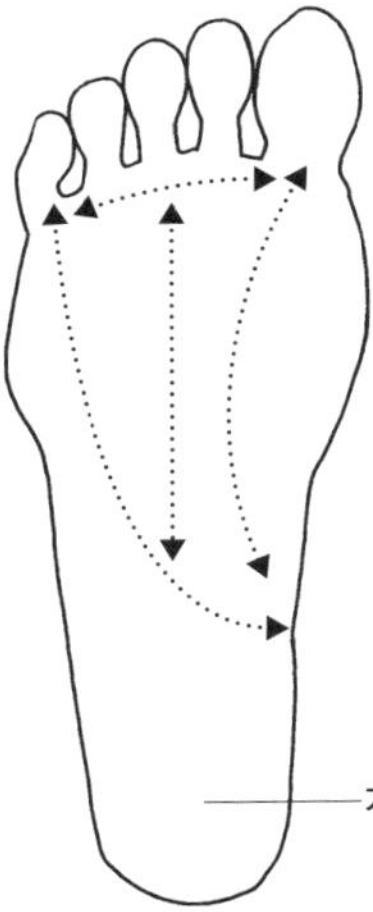

足裏のチクチク部位は図の矢印（←→）の範囲。厳密な治療点があるわけではありませんので、しびれのあるところ、痛みのあるところを中心にするとよいでしょう。

【参考】　足裏のデルマトームは、L4・5、S1・2と入り組んでいます。しかし、脊椎の治療ポイントは腰・仙骨パートと単純です。25ページの図を参照のこと。また、デルマトーム理論については78ページからの説明を参照してください。

＊１　しびれの症例

①足裏のしびれに対してチクチク刺激をしたら、温かくなって眠りがよくなりました。

②抗がん剤による後遺症の手足のしびれに、チクチク刺激がいい感じとのことです。

③頚部神経根症の人が、首、肩にチクチク刺激をいっぱいすると気持ちいいそうです。

④左腕のしびれを、夜寝る前にチクチク刺激する（しびれる部位にします）と朝が楽になっています。

⑤足裏のしびれ（足根管症候群）にチクチク刺激すると楽になります。

⑥１年来、手根管症候群のしびれと痛みに苦しみ、夜間ジンジンと痛むため何度も目を覚ますのが辛いと訴える患者さんを治療

後、自己チク療法を教えたところ、1か月後には痛みが消え、夜に目を覚ますことがなくなり、2か月後にはしびれも9割方消えました。

⑦手・指・腕を打撲し、出血したあとの後遺症でピリピリヒリヒリと冷たいような重いような感覚（橈骨神経ニューロパシー）を訴え死にたくなるような辛さで来院した女性は、自己チク療法を毎日30分続けたところ、約1か月で改善し卒業となりました。皆さんはこれほど長くしないでくださいね。

⑧両足趾10本がしびれていた患者さんに自己チク療法を教えたところ、1か月以上で8本までしびれが取れたものの、親趾だけなかなか取れませんでした。しかし、辛抱強く毎日継続した結果、その後2週間で親趾のしびれは完全に取れました。

＊2 手根管症候群の症例と自己チク療法

手根管症候群とは

手首にある靭帯と骨とに囲まれた手根管の中を、正中神経が圧迫されて、親指・人差し指・中指・薬指に、しびれや疼くような痛みが起こり、運動機能も障害される病気です。左図がそのチクチク療法です。

手根管症候群のチクチク療法

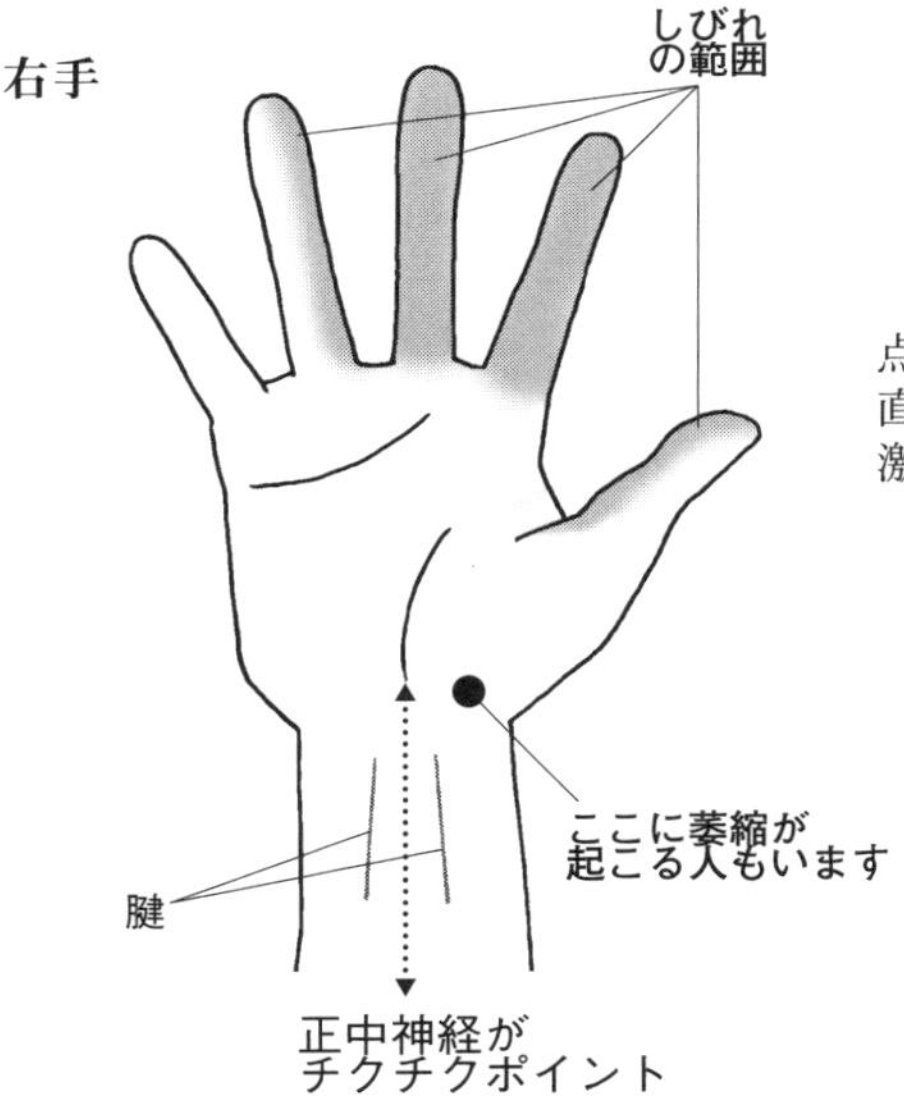

【参考】　手の平の痺れの範囲はデルマトームC6・7・8なので、首パート（の頸椎ゼロポイント）もチクチクします（全体図は25ページ。また、デルマトーム理論については78ページからの説明を参照してください）。

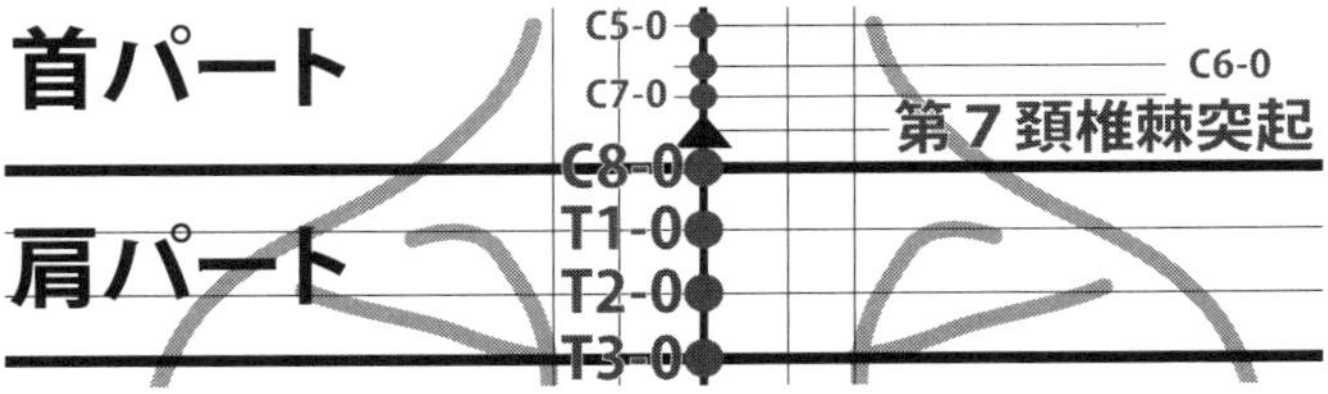

4 頭痛・神経痛のチクチク療法

＊1 古典型偏頭痛の自己チクチク療法

古典型偏頭痛とは

古典型偏頭痛は、発作の起こる前（前兆という）に光り輝くギザギザした帯状のものが視野の中に現れ、左右どちらかに視野欠損が現れます。これを閃輝《せんき》暗点といいます。そして、その前兆の消失とともに頭痛発作が起こる病気です。

古典型偏頭痛の自己チクチク療法

私自身に偏頭痛が起こったときの自己チクチク療法のやり方です。

まず前兆である閃輝暗点が出現したときに、シャープペンシルの先を使い、閃輝暗点の出現している反対側（これがポイントです）の後頭部をチクチクしました（左図）。

古典型偏頭痛のチクチクポイント

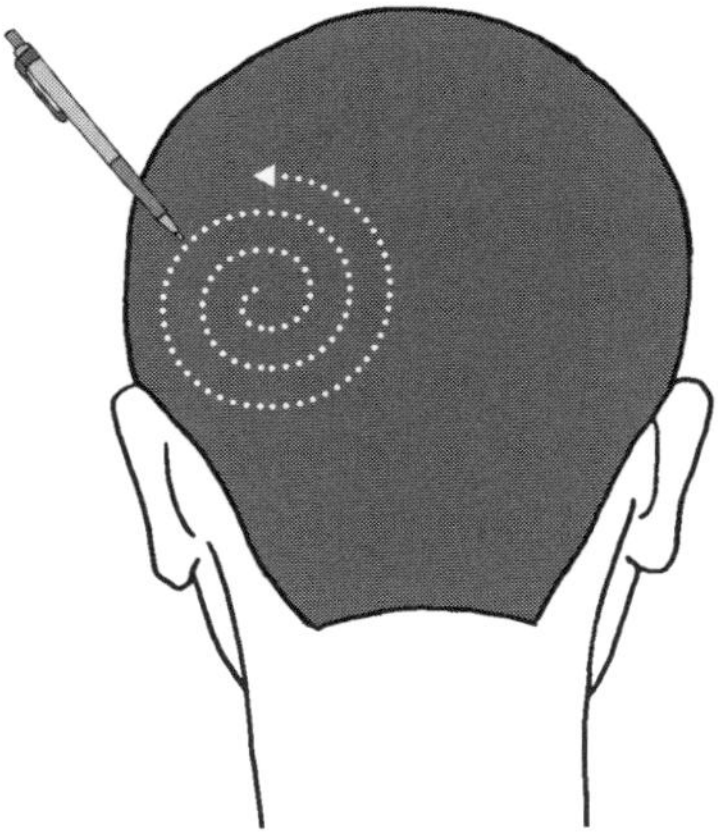

右側に閃輝暗転が出現すると、
その**反対側**の左後頭部が痛みます。
→左後頭部を、渦巻き状にチクチク刺激します。
時計・反時計回りでもOKです。

すると、光り輝く閃輝暗点が形を崩し始めました。そして、遅れて出てきた頭痛の部位そのものにも、シャープペンシルを押し続けました。

そうすると、20数年間私を悩ませ続けた閃輝暗点が、視野から消えていったのです。時間にして15分の闘いでした。それから起こったいずれの閃輝暗点も自己チクチク療法で退散させ、薬の服用は全く必要でなくなりました。その後は、ずっと持ち歩いていた薬の代わりにシャープペンシルを持ち歩くようになりました。

＊2　慢性頭痛の自己チクチク療法

慢性頭痛に悩まされていた女性

数年来、慢性頭痛に悩まされ、セデス（頭痛薬）依存症になって、薬をやめなければと毎日悩んでいた女性がいました。

私のクリニックでチクチク療法を実施したところ、施術2回でセデスの服用量が半包に減りました。しかし、痛みは軽くなりましたが、セデスを完全にやめることはできませんでした。

「頭もみ」で改善

そこで、5回目からは五本の指の爪もみを家で行うよう指示しました。

また、私の教えたツボ刺激※（自分の指頭で押圧する頭もみ。次ページ図参照）をセデス服用前に行うよう指導したところ、その後の14日間は完全に服用しないで過ごせました。

その後はセデス半包を1回服用しただけですみ、施術を中止することができました。

慢性頭痛の際の頭もみ

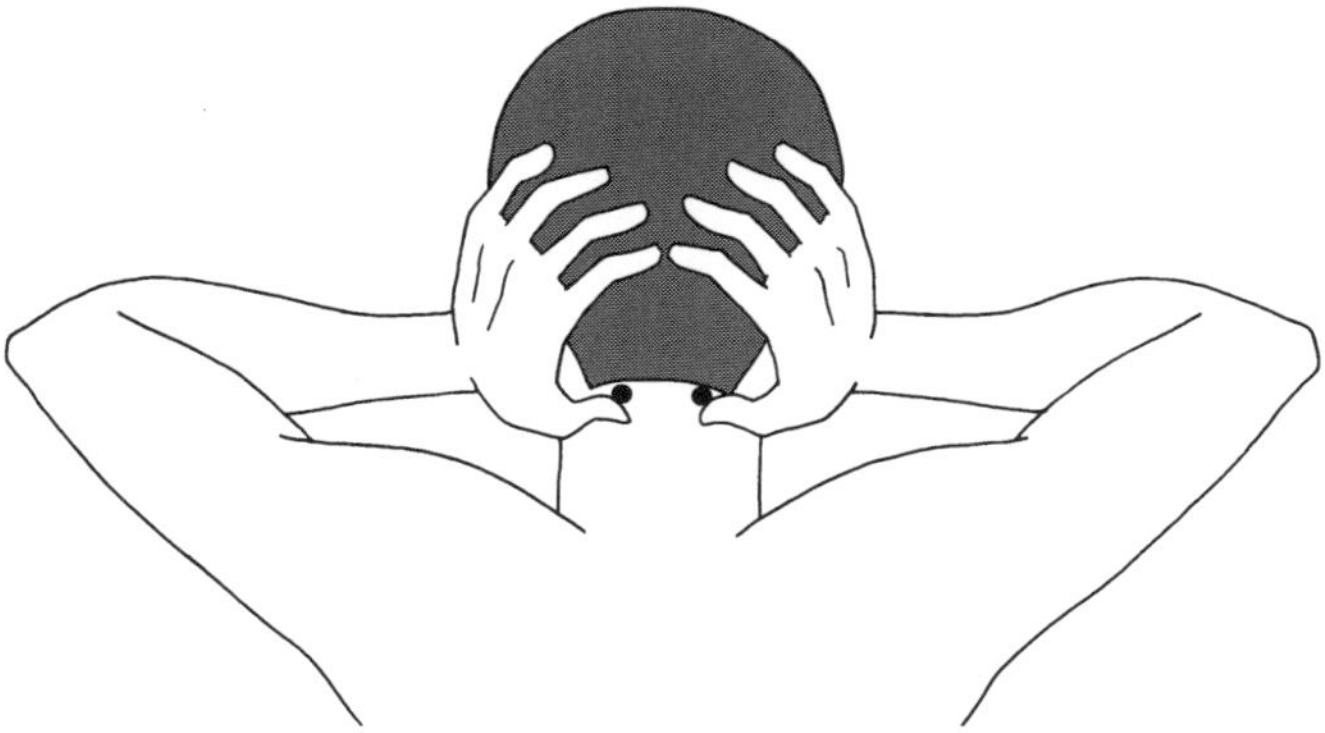

※のツボ刺激のやり方です。

親指で天柱のツボを押しながら、人差し指から小指までの指先を頭皮に当てて、硬いところや痛いところを中心に10回程度揉みます。
・1日に2～3回行います。
・慣れてきたら徐々に回数を増やしていきます。

天柱の見つけ方

耳の後ろにある骨の出っ張りと、後頭部中央のへこみの中間にあります。

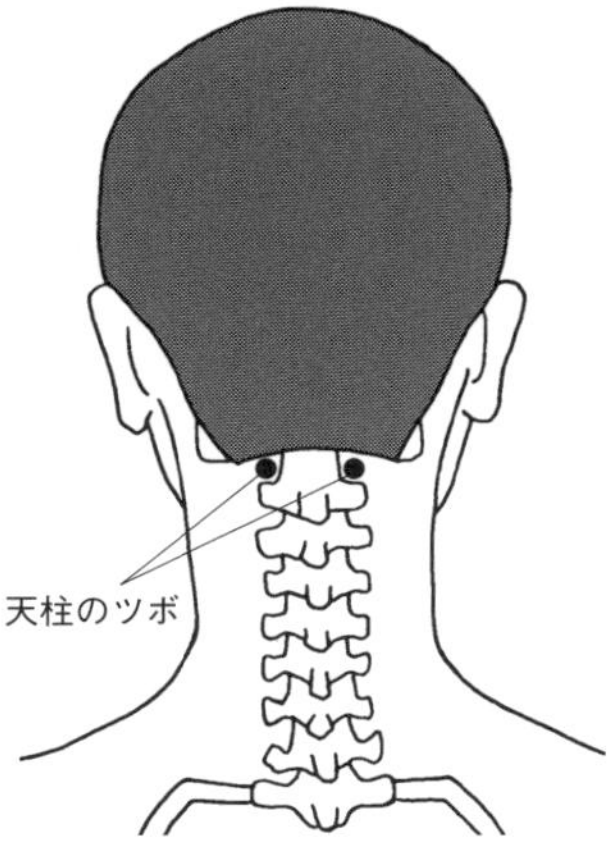

＊3　後頭神経痛の自己チク療法

後頭神経痛は後頭部から耳の後ろを中心とする痛みをいいます。

後頭神経痛のチクチクポイント

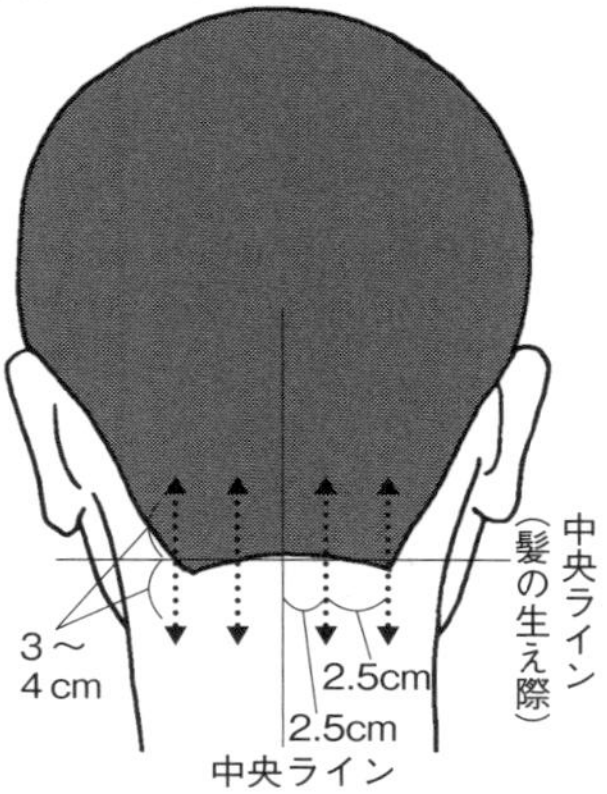

後頭部の左右中央のラインから、左右に約2.5cm離れたラインと、そこからさらに約2.5cm離れたライン、上下には髪の生え際から上下３～４cmをチクチク刺激します。

【症例】

ある女性は、１か月来、両側後頭部から側頭部にかけてほぼ毎日、瞬間的に針を刺したようにピピッとする痛みがありました。首や背中が重たくなると出てくるそうです。

この女性からは、ほかに５～６年の間、左薬指の付け根が腫れて指輪が入らない、という訴えもありました。仕事でパソコンを教えているので姿勢に問題がありそうです。

そこで、顔・頭・首・手首と薬指のチクチク刺激を私がした後、この女性に自己チク療法を教えました。

10日後、２回目の診察で後頭神経痛は７割方おさまり、薬指の腫れは引いて５年ぶりに指輪が入りました。その４日後の３回目は後頭部の痛みはほとんどなくなり、指の腫れもほぼなくなりました。

３か月経って、週末に１～２回の痛みがあるまでに減りました。

＊４ 頚椎ヘルニヤによる痛みに対する自己チクチク療法

頚椎ヘルニヤのチクチク療法は、ヘルニアの部位と一致する領域にチクチク刺激を加えます。ＭＲＩなどで、どの部位のヘルニアなのか確認するとよいでしょう。

私の場合は、第６頚椎と第７頚椎の間（Ｃ７ゼロ）にヘルニアがあり、その部位に対応する症状として第７頚神経支配（Ｃ７）領域の右肩（肩甲骨上角＝肩外兪穴に相当）に痛みがありました。

この場合、Ｃ７ゼロへのチクチク刺激で痛みが緩和されます（次図参照）。私は痛くなるたびにチクチク刺激を繰り返しましたが、毎回同じように効果がありました。

痛みのある場所をチクチクすると、最初は当然痛いです。しかし、チクチクを反復するうちに痛みは消えていきます。

安保徹先生は「痛みというのは正常態に復しようとする際に生じる治癒反応である」と常々述べていらっしゃいますが、それを裏付ける反応といえます。つまり、痛みはＳＯＳのサインであって、もっと血流を寄こせと叫んでいる状態だと理解できます。

そういう意味でチクチク刺激は血流を増やしているといってよいでしょう。

外来の患者さんには、痛くなったら何度でも自己チク療法を行ってくださいと指導しています。

無理な姿勢や冷えに注意

私の経験からは、激しい運動のあとや寒い中での活動、それにパソコン仕事中などに、頚椎ヘルニヤによる痛みが増強しました。反対に、ネックウオーマーを着用したり浴槽に首まで浸かったりすることで、その痛みは和らぎました。

ということは、無理な姿勢や冷えはヘルニアによる痛みを悪化させるといえます。

＊5　その他の神経痛の症例

①目の周りの帯状疱疹後神経痛のため、半年間で9件もドクターショッピングを繰り返した女性が、目の周り・ひたい・首・肩などに痛みが出ても、チクチク刺激をするとすぐ回復すると報告してくれました（痛む部位にします）。
②三叉神経痛の人ですが、顔や肩や首にも自己チクをすると気持ちがよく、常時、

第６頸椎と第７頸椎の間のヘルニヤ（C７）のチクチクポイント

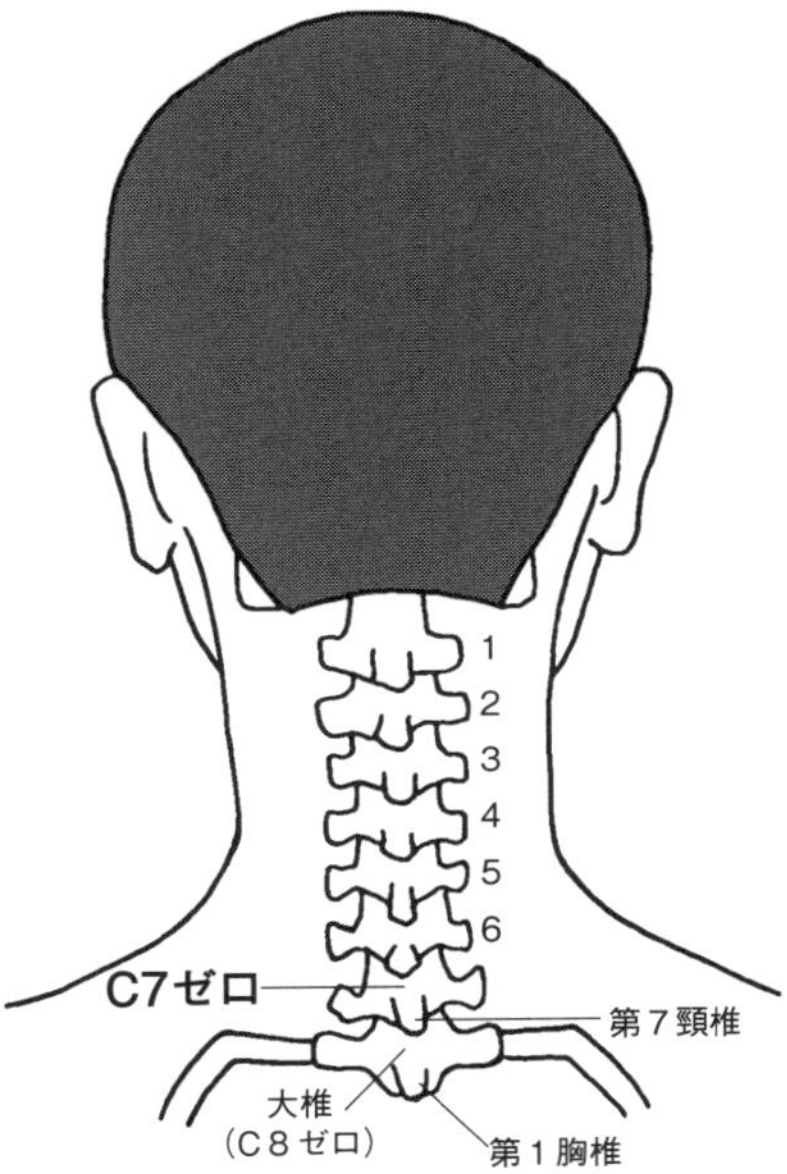

ヘルニアの部位に一致した領域（右の症例の場合はC7ゼロ）を渦巻き状にまんべんなくチクチク刺激します。

・通常は一巡して終わりです。

・効果を求めたいときは、反復してもよいでしょう。

大椎（C8ゼロ）を見つけるのがコツ！

頸椎の最下部で、頭を垂れると棘突起の間が開き、頭を仰け反らせると棘突起の間が閉じるその隙間が大椎。

大椎の直上の棘突起がC7棘突起（第7頸椎）で、C7棘突起とそのもう1つ上の棘突起（C6棘突起）との間がC7ゼロです。

C6棘突起から上の棘突起が順次C5・C4……の棘突起で、その間が順次C6・C5……のゼロとなります。

まくら元に爪楊枝を置いているそうです。そして3年間の治療で痛みの範囲は10分の1となり、痛みの程度も7割くらい改善しています。

5　肩・首の凝りのチクチク療法

肩こりの自己チクチク療法の実践者は、私の患者さんのなかでも最も多く、皆さん一様に楽になるといいます。

肩・首の凝りのチクチク刺激について、次のような報告があります。

①肩こりにチクチク刺激すると血流がよくなった感じでスッとします。
②頭や首がカチコチでしんどいときにチクチク刺激すると楽になります。
③肩甲間部の凝りを5分から10分くらいすると楽になり湿布から卒業できました。

皆さんも、ぜひ実践してみてください。

肩・首の凝りに対するチクチク療法

A・A’は首こり
B・B’は肩こり
C・C’は肩甲間部の凝りに対する刺激部位です。それぞれの範囲をくまなく渦巻き状にチクチク刺激します。

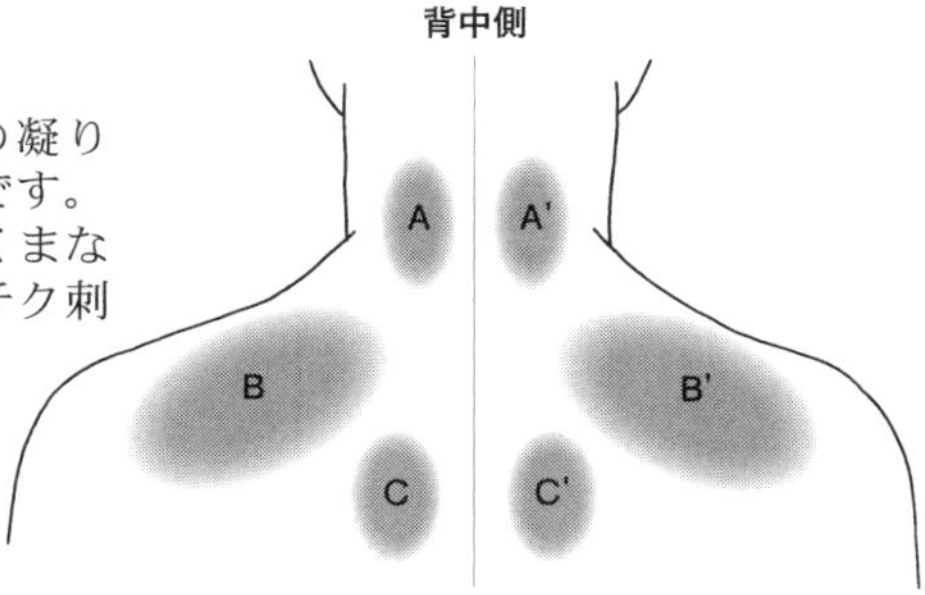

【参考】　首と肩はデルマトームC3からC8までの支配を受けていますから、首・肩パートのゼロポイントもチクチクします。背中の凝りがある場合は背パートのゼロポイントも加えます。25ページの図を参照のこと。また、デルマトーム理論については78ページからの説明を参照してください。

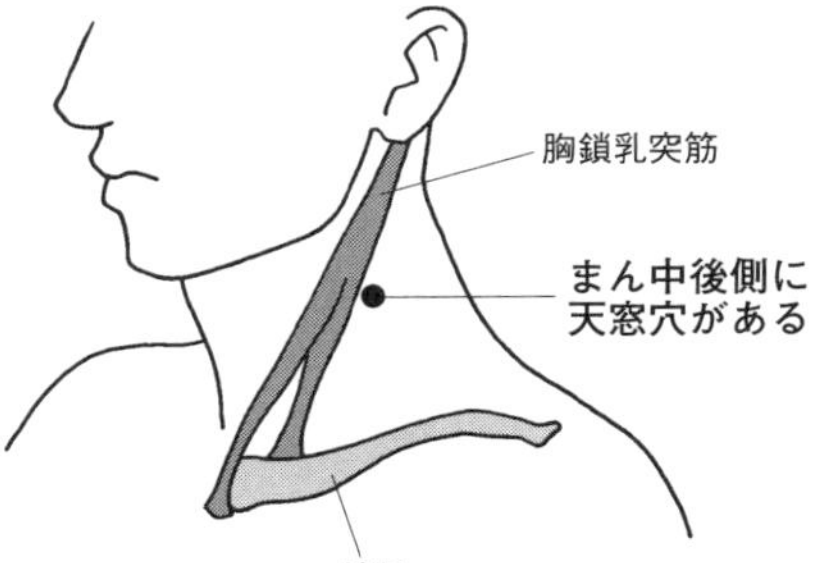

肩こりの特効ポイント 胸鎖乳突筋（SCM）の「天窓穴」

うつむいて顔を横に向けると、頸動脈のある部位に筋肉が浮かび上がります。この筋肉が胸鎖乳突筋（SCM）です。

このSCMの中央部後縁にあるのが天窓穴。個人差はありますが、この１点へのチクチク刺激だけで肩こりがよくなる人もいるほどです。

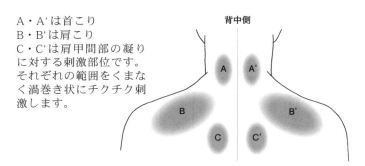

6　腰痛のチクチク療法

①立ち仕事や草取りなどで腰痛をきたし、数か月間ノロノロ足の歩行障害で苦しんで来院した女性に自己チク療法を教えました。熱心に毎日、自己チク療法をしたところ、１時間の歩行が可能となり25日目、４回目の診察で卒業となりました。

②野菜作りで腰を痛めた人が、チクチク刺激とドライヤー療法（１０２ページ参照）で治しました。

③介護で痛めた腰痛を、翌日、チクチク刺激とレッグリフト（１２５ページ参照）で治しました。

④腰の痛みを妻にチクチク刺激してもらうと楽になる、という報告がありました。

⑤30代前半の女性が、子宮筋腫と腰痛を持病として持っていました。それを自己チク療法だけで直径４・２㎝から２・３㎝まで筋腫を縮小させたうえ、腰痛まで解消しました。期間は半年でした。この間、私の施術は受けていませんでした。

筋膜性腰痛症の場合のチクチクポイント

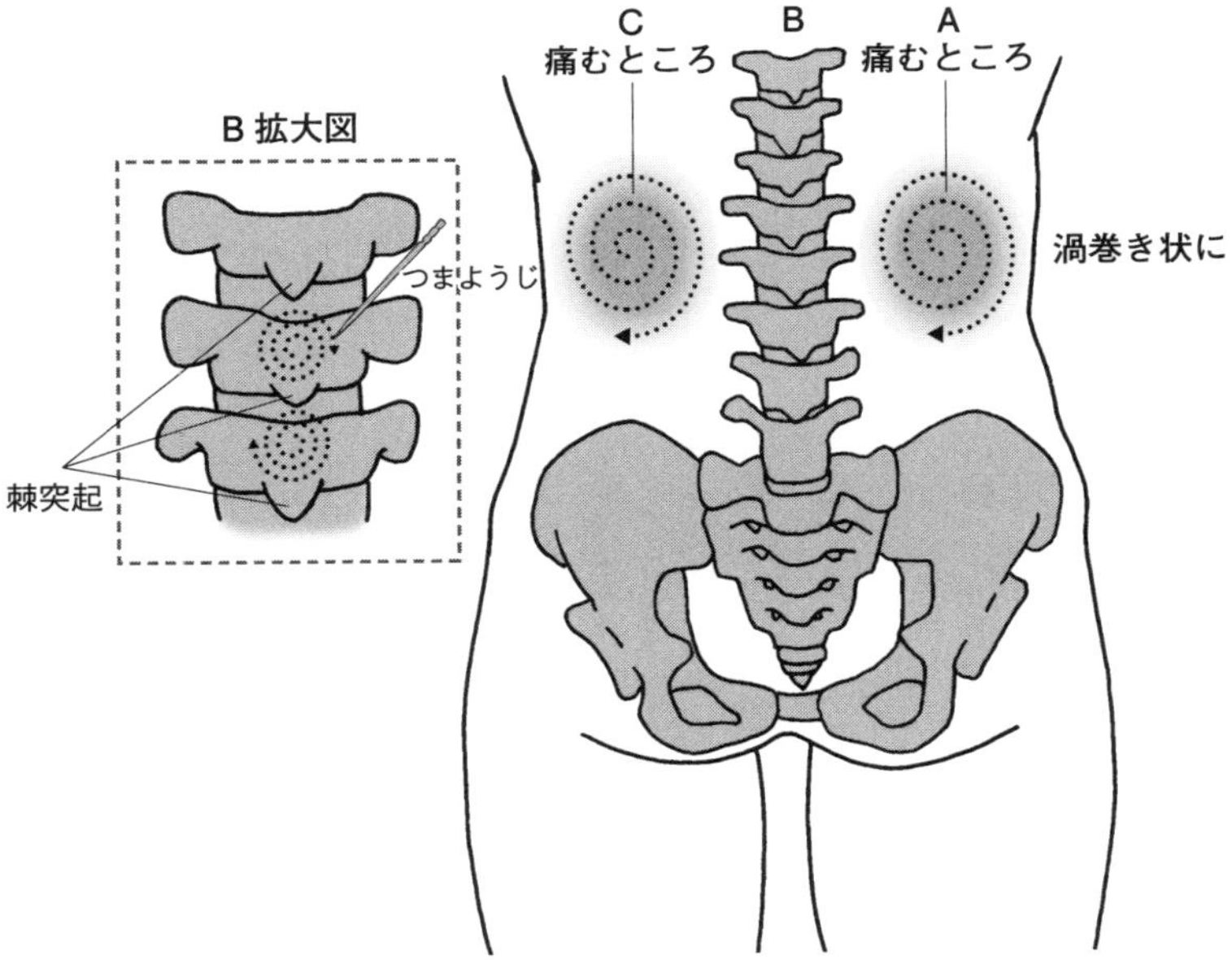

図のAとCが痛む場合

①AとC上の点線矢印のように渦巻き状にチクチク刺激します。
②Bの脊椎には、各棘突起間のへこみを見つけて、そこを小刻みに渦巻き状にチクチク刺激します。
③そのあと、ドライヤー療法をして終了です。
・1日に2回はします。
・50度の温熱シャワー療法を入浴時に行います。

7　アレルギー疾患（気管支ぜんそく・アトピーなど）のチクチク治療

＊1　気管支ぜんそくなどのアレルギー疾患にチクチク刺激が効くわけ

気管支ぜんそくとアレルギー性鼻炎は、ステロイド反応性疾患です。チクチク療法（無血刺絡療法）を始めた初期の頃、別の疾患を治療するためにチクチク療法を試みたところ、患者さんから鼻炎や喘息発作が出なくなった、軽くてすむという声がよく聞かれるようになりました。

それはチクチク刺激で副腎皮質ホルモンが分泌されたからだと推察しました。パーキンソン病が頭へのチクチク刺激によって改善していくのと同じメカニズムではないかと考えられます。

つまり、脳への副交感神経刺激は分泌反応を促します。そのため、アトピー、リウマチ、膠原病、花粉症、乾癬、掌蹠膿胞症、潰瘍性大腸炎などのステロイド反応性疾患において、ステロイドを減らすことができたり、断薬できたりするのだと思われます。すなわち、頭へのチクチク刺激は、ステロイド分泌の役目を担っているといえるでしょう。

＊２　アレルギー疾患のチクチクポイント

平常時は、14ページで紹介した頭のチクチク刺激を行います。また、鼻炎の人は、顔へのチクチク刺激（19ページ参照）を追加します。

なお、忘れてならないのは、食べてはいけないアレルギーを起こす食べ物の摂取です。多くは、乳製品、小麦（特にパンは両者含有）などです。

これらは過去の日本人が摂取していなかった食べ物ですので、パンや麺類、牛乳やチーズや洋菓子などは真っ先にやめて様子をみるべきでしょう。ほかには、油やカフェインもアレルギーの原因になります（第６章参照）。

＊３　気管支ぜんそく発作時の自己チク療法のタイミングについて

チクチク刺激のタイミングは、喘息が起こる予兆時、発作開始時に手の合谷穴《ごうこく》（親指と人差し指で作る三角形の根元の凹み）を、発作がおさまるまで何分でも何十分でもチクチクします。

合谷穴の位置

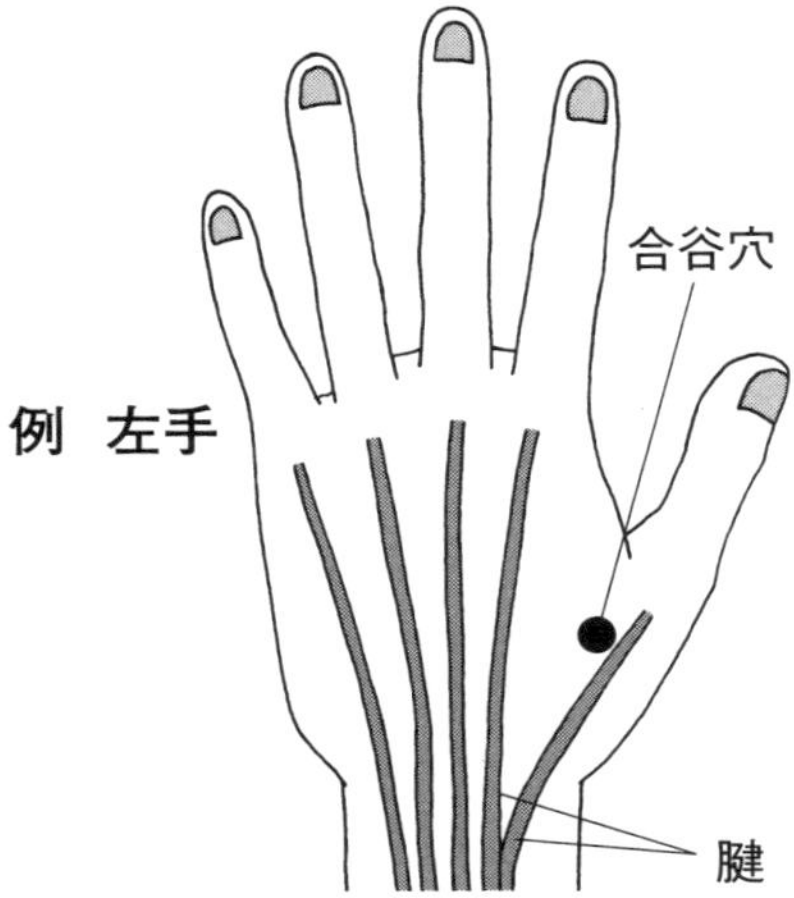

初期に行った治験では、８例に試して発作の中断を経験しました。

何もしないより、駄目でもともとです。一度は試してみる価値はあると思います。ほかに、左右鎖骨の間にある中央凹み箇所（天突穴）が有効だった例もあります。

なお、予防という意味では、頭へのチクチク刺激が効果が高いと思われます。

8　腫瘤のチクチク療法

＊1　腫瘤性病変のチクチク療法

チクチク療法をすると、皮膚にできた腫瘤、主に脂肪腫を改善させることができます。また、ガングリオン、口腔内腫瘤、その他の腫瘤性病変も縮小しました。しかし、これらのうち袋状の腫瘤は再発することがあります。

チクチク刺激の方法

チクチク刺激は通常、腫瘤周辺にします。腫瘤そのものをチクチクしてもいいでしょう。温熱シャワー（98ページ参照）を患部に当てるのと同じことです。

【参考】　腫瘤のデルマトーム位置がわかれば、それに対応する脊椎ゼロポイントへの刺激も加えます。デルマトーム理論については78ページからの説明、および25ページ

脂肪腫疑いの症例写真（④の例）

9月6日

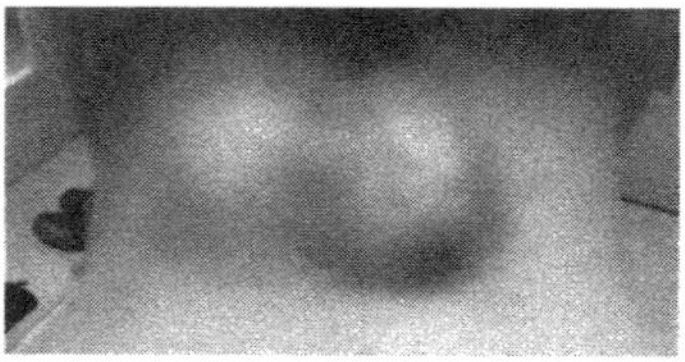

翌1月24日

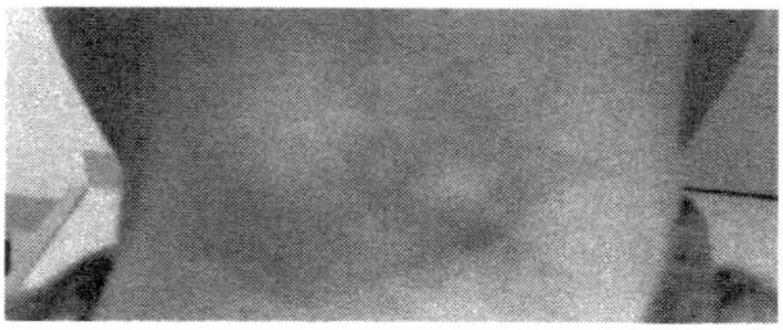

の図を参照してください。

脂肪腫疑い、自己チクチク療法4例

①中年女性で、前腕部に直径2～3㎝の腫瘤が約1週間で消失しました。

②中高年女性で、肩にできた直径5㎝の腫瘤。3か月後、直径2㎝に小さくなりました。ただし、この人は毎日熱心に行ったわけではありません。

③中年男性のひたいにできた約2㎝大の腫瘤が、2か月後にはわずかに膨隆する程度まで縮小しました。

④高年女性のうなじにできた巨大な二山の腫瘤（約5×7㎝）が、4か月後、ほとんど腫瘤はなくなり、施術中止となりました。なお、1回につき30回ほど腫瘤の周囲をチクチクしたそうです（上写真、26ページに体験談）。

乳房腫瘤の症例写真

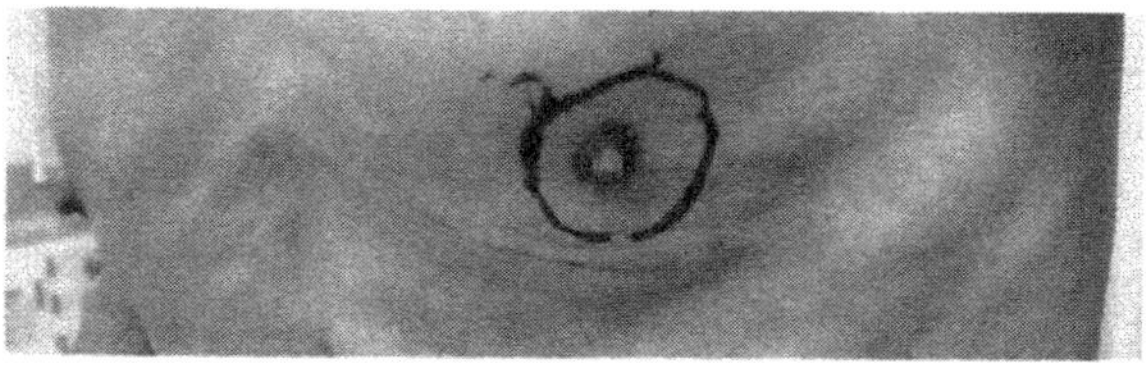

上の写真は、乳房腫瘤が消えたときの写真で、元あった腫瘤の大きさを黒のマーカーペンで描いています。

⑤側頸部に20年来の腫瘤を持った女性。腫瘤は10年前に大病院で精査され、直径が３・５㎝あり外方に突出していました。自己チク療法も併用して、１か月後は１・２㎝大、２か月後には１㎝大で、３か月後にはどこにあるかわからなくなりました。

⑥左膝内側部にできたガングリオンが約３週間で縮小した女性がいます。

⑦右手首のガングリオンを１日３回以上したところ約３週間で消えた女性もいます。

＊２ 乳房腫瘤の症例

80代男性の珍しい乳がんの疑い例。左乳房に非常に硬い（石様硬）５㎝大の「しこり」がありました。これは数年以上にわたり存在し、同時に数年前の胃がん手術時にも存在していました。乳がんか胃がんの転移かということは不明です。

そこで、乳房部位への自己チク療法を教えて1か月、2か月と経過するに従い縮小してゆき、数か月で完全に消滅しました（前ページ写真）。

【参考】 乳房のデルマトームはＴ３・４・５ですから、胸椎の背パートもチクチクします。左図を参照のこと。また、デルマトーム理論については78ページからの説明を参照してください。

＊３ ベーカー嚢腫の症例

ベーカー嚢腫は膝裏の滑液包に水が溜まる腫瘤です。自己チク療法でいったん縮小し、途中穿刺排液したあと、元の大きさに戻ってしまった女性がいました。しかし、自己チク療法を再開したところ縮小しました。

【参考】 ひざ裏のデルマトームはＳ１・２ですから仙骨パートもチクチクを加えます。左図を参照のこと。また、デルマトーム理論については78ページからの説明を参照してください。

乳房腫瘤、ベーカー嚢腫のチクチクポイント

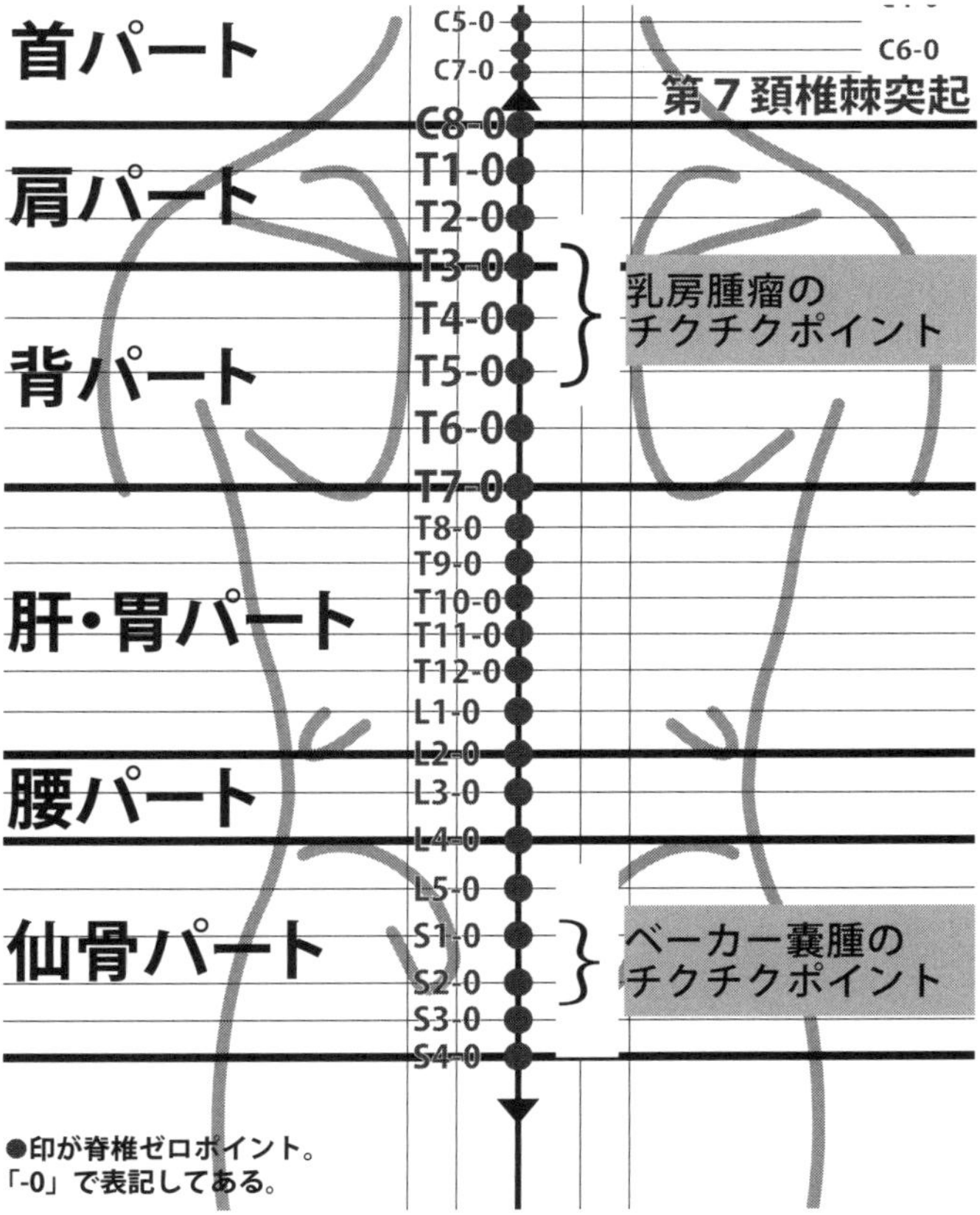

9 難病のチクチク療法（リウマチ・膠原病・パーキンソン病など）

＊1 チクチク療法は難病にも効果あり

私は、パーキンソン病や関節リウマチなどの患者さんにもチクチクする場所を教え、家でしてもらいます。次は、それらの患者さんからの報告です。

①パーキンソン病でオフ（治療薬が効いていない状況）のときにチクチク刺激を加えると、しばらくして動きやすくなったという報告がありました。

②パーキンソン病でチクチク刺激するとスーッとします。

③リウマチ女性の水が溜まっている膝をチクチクすると、伸ばしやすくなりました。

難病者は長期の治療が見込まれます。ですから、クリニックで行うチクチク療法を、患者さん自身に家庭でしてもらうのです。

＊２　難病のチクチクポイント

序章で紹介した「爪・頭・顔の基本のチクチク療法」は、難病にも効果があります。序章には難病の方の場合の注意点も述べましたので、よくお読みください。

チクチク刺激は、正しい場所に当たらなくても構いません。回数は通常、一巡して終わります。１日に１回でよいでしょう。体調と相談しながら最適回数を決めてください。もし、チクチクして疲れるようなら、休んでみます。

ほかに、爪もみ、指根っこ回し、顔もみなどの家庭療法も気楽に行ってください。このような柔軟な対応が求められます。

「リバウンド」は回復過程

チクチク刺激をすると血流が改善します。したがって、何らかの変化が起こって当然です。「リバウンド」という回復過程で生じる反応かもしれません。

すべては自然治癒力を高める機会を体に与えているのだということを忘れずにいたいものです。

＊3 リウマチ・膠原病の症例

①リウマチの手の痛みをチクチク刺激すると、顔がホアーと温かくなって眠たくなり、手首の痛みが取れます。他に、手首、膝にチクチク刺激するといい感じです。

②膝の痛みをチクチク刺激すると膝が伸ばしやすくなりました。拘縮している中指の疼きがチクチク刺激とドライヤー療法でなくなってきました。顔・頭・手首・膝・足首に自己チク療法をしますが、する場所すべて気持ちがいいです。

③膠原病の女性が、指の拘縮で曲がりきらず、痛みで夜中に疼いていましたが、チクチク刺激とドライヤーで夜間の疼きがなくなってきました。

リウマチ・膠原病のチクチク刺激

難病ですので、やはり「爪・頭・顔の基本のチクチク療法」を1日1回行います。また、痛むところがあれば痛む都度、その部位をチクチクしてかまいません。

第3章で紹介するドライヤー療法も併用し、50度の温熱シャワー療法も入浴時に行います。

10 便秘症のチクチク療法

＊１ 便秘症の自己チクチク療法例

ある女性は若い頃から便秘に悩まされ50年にもなります。１週間に１回排便があるかないかという極めて難しい便秘症の女性でした。その上、チクチク指導をするうえで極めて不利な和式トイレでした。

私は、はたと考え、居間でリラックスしているときに爪楊枝でチクチク刺激をしてもらうことにしました。

次に、この人は食事のときに、水またはお茶を飲むという習慣がないということを聞き出せました。ですから、水分摂取をできるだけするよう勧めました。その結果、２００ccは飲めるようになったのです。結果は、毎日少ないながらも排便があるようになりました。毎日続けて出る日も出てきて、もう１週間も出ないという日はなくなりました。

50年来の絶対駄目だと思っていた夢が実現し、それが3か月以上も続いたのです。

なお、水を飲むより水分と食物繊維を多く含む生野菜をたくさん摂るほうが理に適っていますので、できるだけ摂取してください。

＊2 便秘症のチクチクポイント

これは便秘を治すというよりも、便通を促すための補助手段です。自己チク療法は安全かつ簡便であるという意味で、ぜひ試してほしい家庭療法です。

おへそ周囲のおなかを、みぞおちから下腹に向かって爪楊枝などで「ツンツンツンツン」と突いて刺激します。敏感な人は一突きしただけでおなかが鳴り、ガスが出る人もあるくらい簡単な療法です。

こうして、便意を催すまで突き続けます。痛くなったら爪楊枝の反対側の丸くなった側で押圧してみましょう。

仙骨孔第二番目の左次髎《じりょう》穴をチクチク刺激するのもおすすめです。

便秘症のチクチクポイント

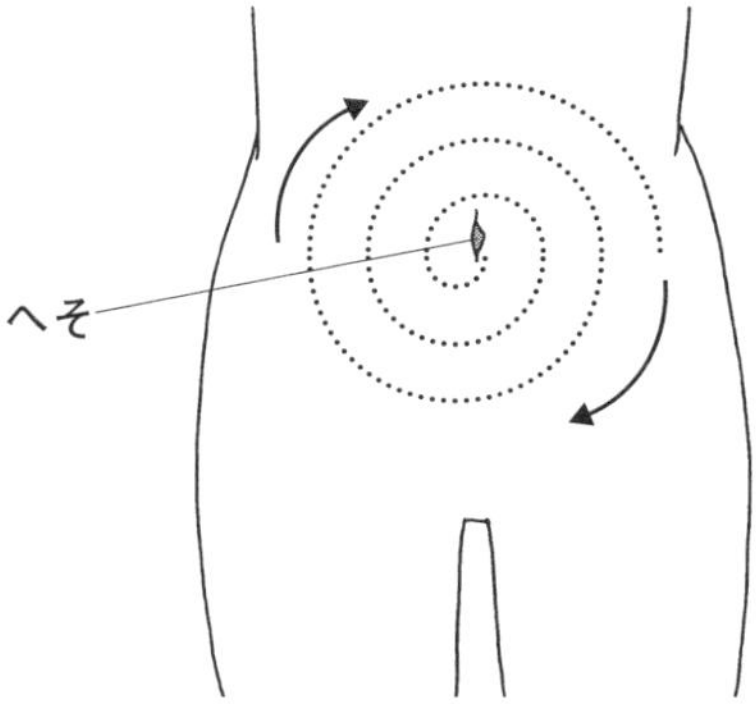

へその周りを時計回りの渦巻き状にチクチクします。

次髎穴の位置

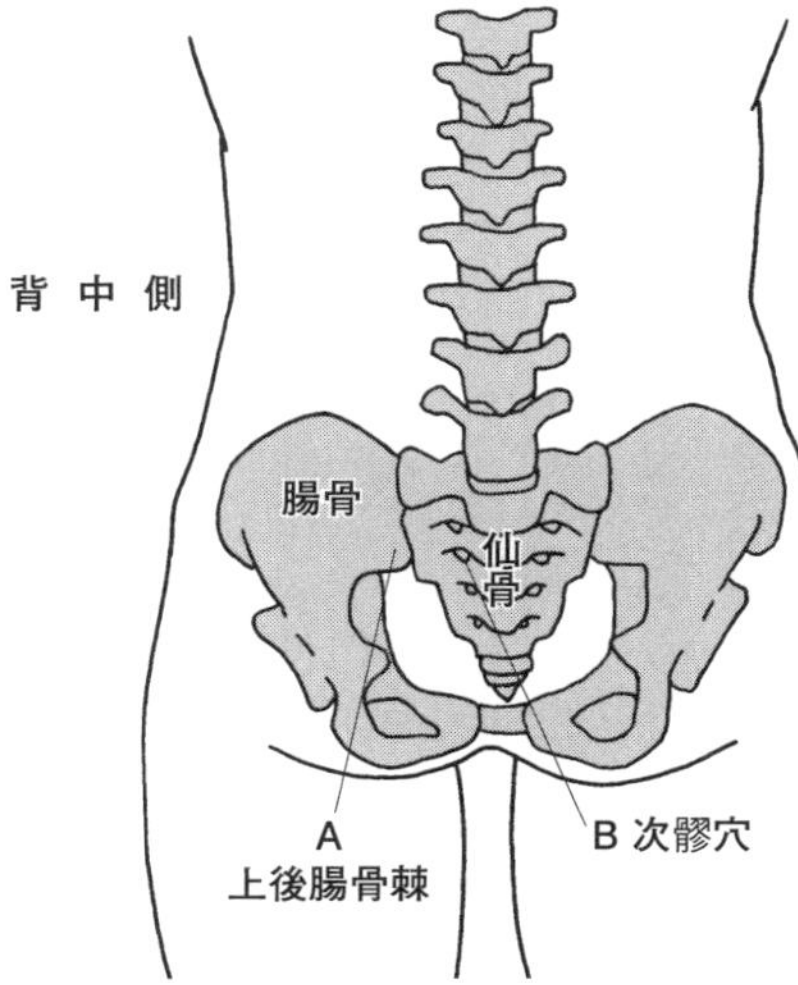

Ａを見つけて、そのすぐ内側にあるＢのへこみを探します。

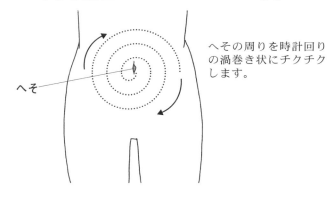

11 その他の症例

①梨状筋症候群の人が、お尻と膝裏にチクチク刺激すると楽になります。

②緑内障の人が、自己チク刺激を頭と目に一日2回トイレでしています。

③私がテニスの試合でふくらはぎの痙攣を起こしたとき、まずは自己チクをして切り抜け、帰宅したらすぐに温熱シャワー療法（98ページ参照）をするとすぐに楽になりました。ドライヤー療法（102ページ参照）も有効です。

④顔のかゆみにチクチク刺激をすると気持ちがよくなる人もいました。

⑤まぶたの腫れ（むくみ）に目の周りをチクチクすると、腫れが引きます。

⑥ハチ刺されに有効だったという治療家の報告もありました。

⑦高齢女性の脊椎骨粗鬆症の患者さん2名は、ご主人の助けを借りて脊椎やその他の部位をチクチクしてもらうと毎朝起きやすくなり、動けるそうです。

いずれにしても、応急処置として試みる価値のある手当と考えています。

12 自己チクチク療法が効きにくいケース

＊1 効果を実感しにくい例

それほど多くはありませんが、チクチク刺激の効果を実感しにくい人がいます。今までの痛圧刺激のメカニズムからみても、チクチクした部位は血流が改善していきます。そして、血流増加と共に一瞬だけ痛みも増します。ですから、そのメカニズムを頭に入れておかないと、不信の念を抱きながら続ける羽目になります。

痛がりの人もいますから、チクチク刺激に適しているかどうかは個人差があります。でも、痛がりながらでも通院を続ける人が多いという事実は、施術後の経過がいいからだと思っています。

例外的ですが、ドクターショッピングをするような、医師に不信の念を抱いている人の場合も難しいです。相互の信頼関係が生まれないと、効果は出にくいのです。

治療の脱落者は、難病・難治性疾患の人に多く見られます。薬がよく効いているために、チクチク刺激の効果（副交感反応）を感じられないからです。パーキンソン病やリウマチ、膠原病の人に多いようです。副交感神経と対極の交感神経緊張のために、チクチク刺激の効果が負けてしまうのでしょう。

自分でするとチクチク刺激をあまり感じないという人も少数います。病気でいうとリウマチの人で、膝に水が溜まっているような場合です。

そういう状態のリウマチ患者さんが３人いましたが、そのうちの１人は水が引いたものの、２人は引きませんでした。この人たちの炎症反応ＣＲＰは強陽性でした（正常値０・３に対して、７とか14という高い数値を示していました）。

腎不全の人も膝の水が消えるのに数か月以上かかりました。やはり、炎症が長期間にわたり長引いている場合は難しいようです。

それに、全く痛み刺激を感じないという人も治療困難です。とはいえ、50年来、下腿が痺れ、巻き爪の痛みや釘を踏んだ痛みも感じなかった人がいましたが、８年もの自己チク療法を併用して戻りつつあります。他にも同様の患者さんがいました。こういう人との相互信頼関係は良好ですので、何年でもついてきてくれます。

第2章

なぜチクチク刺激で病気は改善するのか

——療法確立秘話——

1 チクチク療法考案のきっかけ

＊1 チクチク治療を始めたきっかけは何か？

最初に、私がチクチク療法を始めるヒントを得たときのことをお話しします。

それは２００４年の３月に遡ります。当時の日本自律神経免疫治療研究会理事長をされていた故・福田稔先生が刺絡療法（注射針を使って瀉血という手技で難病を治していた）をしていました。その刺絡療法をしているある先生のところに見学に行き、その手技を見せてもらいました。

そして、全身血まみれになって治療する手技を見て、違和感を覚えました。私は元外科医です。ですから血を見ることには抵抗ありませんでしたが、血を出す行為と刺す行為のどちらに意義があるのか、私には判断ができなかったのです。

＊２ 瀉血かチクンか？

そこで、刺絡（瀉血＝人体に針を刺して少量の放血をさせる手法）と刺す（つまりチクチク刺激）行為のどちらが効果があるのかを確かめたいと思いました。

福田―安保理論はひと言で要約すると、「副交感神経を高めるとリンパ球数値が上がる、すなわち免疫力が上がる」と謳っていました。そして安保徹先生はいくつもの書物の中で、「鍼灸の鍼のようにチクンと痛みを与える行為は副交感反応を導く」と述べていました。

それならば副交感反応を導くのには、注射針や鍼灸の鍼ではなくても尖った道具だけでも有効なのではないか？　と単純にそう思ったのです。

では、刺絡という手技の効果はどこにあるのかというと、瀉血そのものか、それとも「チクン」と感じる痛みなのかはよくわかっていないようでした。しかし、私は痛み刺激のほうが治療に役立つと考えました。さきの安保先生の「痛みを与える行為は副交感反応を導く」という言葉を信じたからです

そこで、思いついたのが脳外科時代に使っていた刺抜きセッシという器具でした。

それは医院の用具入れに眠っていました。そして、それで自分の皮膚を突っついてみたところ、針で刺したのと変わりがないと感じました。そうして治験を開始したのです。今はセッシの先を閉じた改良器具を使用しています（左上図）。

そのとき感じたことは、鍼のような異物を人体内へ刺し入れることなく効果があるなら、これは今までの鍼治療の歴史を塗り替えるほどの夢のような画期的な治療となり得るのではないかという手応えです。今でも当時の感動を思い出します。

＊３　鍼治療で人工気胸を起こした経験

ところで、鍼の危険性に関しては、私も身をもって体験したことがあります。30年ほど前、背中に鍼治療を受け人工気胸を起こして１週間ほど仕事を休みました。安全と思って受けた鍼治療でも、人体内に何かを刺し入れる行為は危険性を併せ持っているのだな、と感じました。

のちになって知りましたが、その昔、医学の聖人といわれたヒポクラテスは次のような誓いを立てています。

その言葉は〝NO HARM〟です。「医療というのは、危害を加えてはいけない」とい

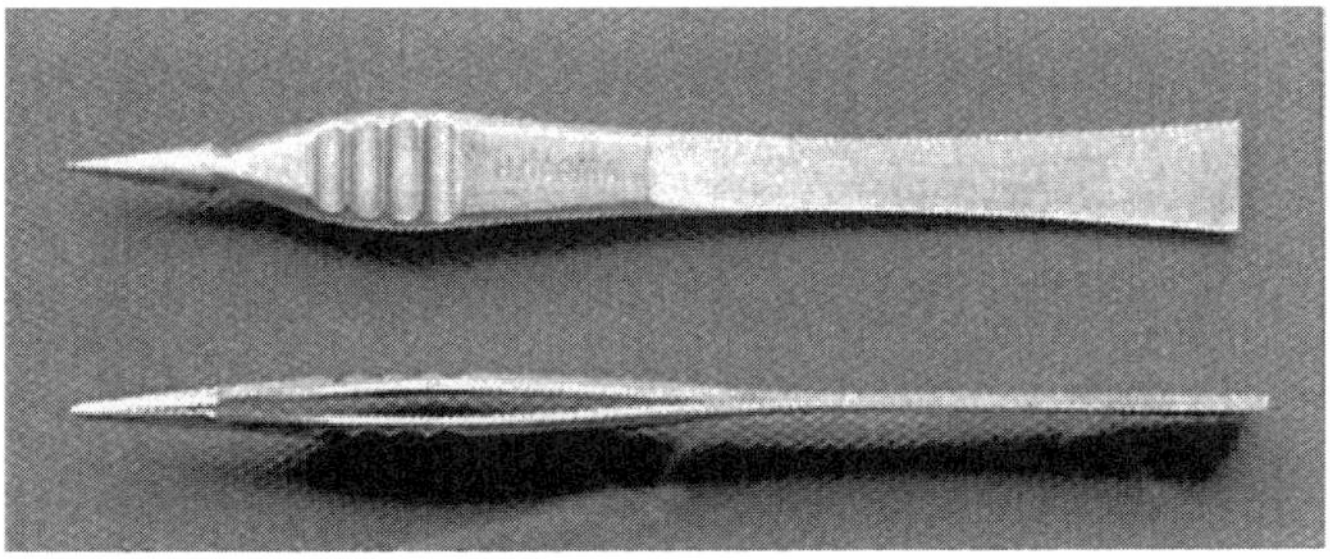

長田式器具（㈱カナケン社製）

う戒めの意味です。人体に害のない治療法を求めるのは人類の理想の願いである、ということなのです。

私の考案したチクチク治療法はこの10年間で約９万回ほど施術する機会を得ましたが、施術で危険なことに出会った経験は全くありませんでした。

つまり危険性が限りなく少ないということです。さきに紹介した私を支えてくれている芝山豊和先生も私の数倍以上の臨床経験を持っていますが、同じように何事もなく治療を進めてくれています。

＊４　どこを刺して治すのか？

チクチク療法（無血刺絡療法）を私が始めたときには、どこを刺せばよいかということが、大きな問題のひとつでした。

東洋医学の鍼灸のツボについて書かれた本を読めば少しはわかるかと思いましたが、あまりにも多いツボの効能にただ唖然とするだけでした。

そうして悩んでいたときに、『難病を治す驚異の刺絡療法』（マキノ出版刊）という福田稔先生が書いた本の中にあった一枚の図（左上図）に治療ポイントのヒントを授かったのです。その図は、私が脳外科時代に学んだデルマトーム（左下図）の配置を連想させせました。

そのことがデルマトーム理論の原点になりました。福田先生の治療ポイントの主なところは図のように脊椎と脊椎より少し離れた部位に存在していました。

その後、独自に手足の末梢神経とか関節、筋肉の上を刺激する治療ポイントを作成しました。

２００６年の夏以降は「ゼロポイント」（25ページ図参照）と命名した脊椎の治療点（鍼灸の督脈《とくみゃく》）も見いだしました。

これにより頚部神経根症などの頚椎ヘルニヤなどの上肢の痺れ治療などに効果を発揮しました。また腱鞘炎や関節炎、ねん挫や打撲などの各種ピンポイント治療の礎ができました。

これら治療ポイントの詳細は拙著『無血刺絡手技書』（三和書籍刊）に書いてありますので、興味がある方はお読みいただければ幸いです。

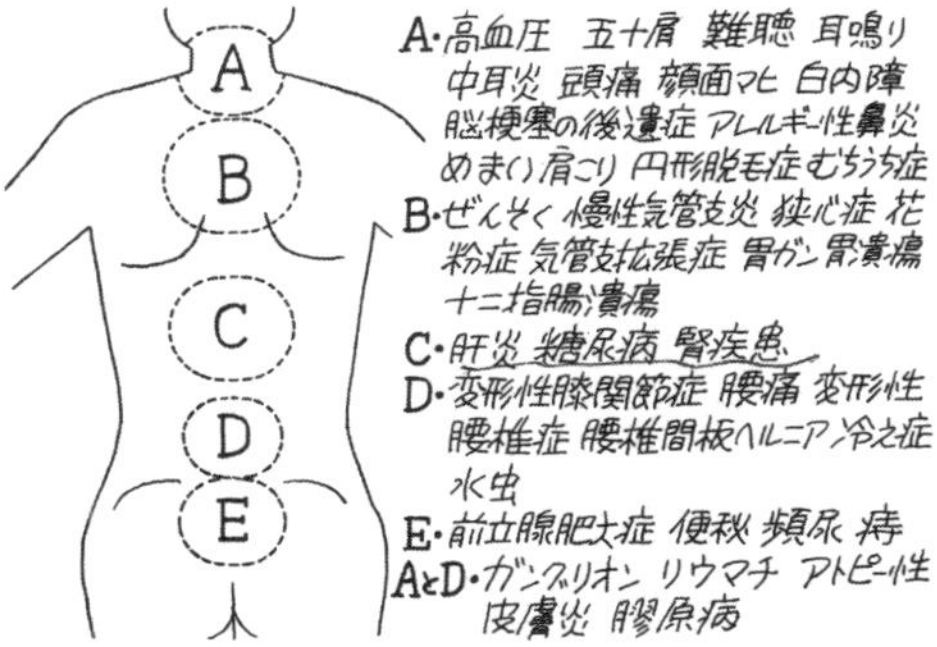

背中にある刺絡点

『難病を治す驚異の刺絡療法』
（福田稔、マキノ出版刊）より

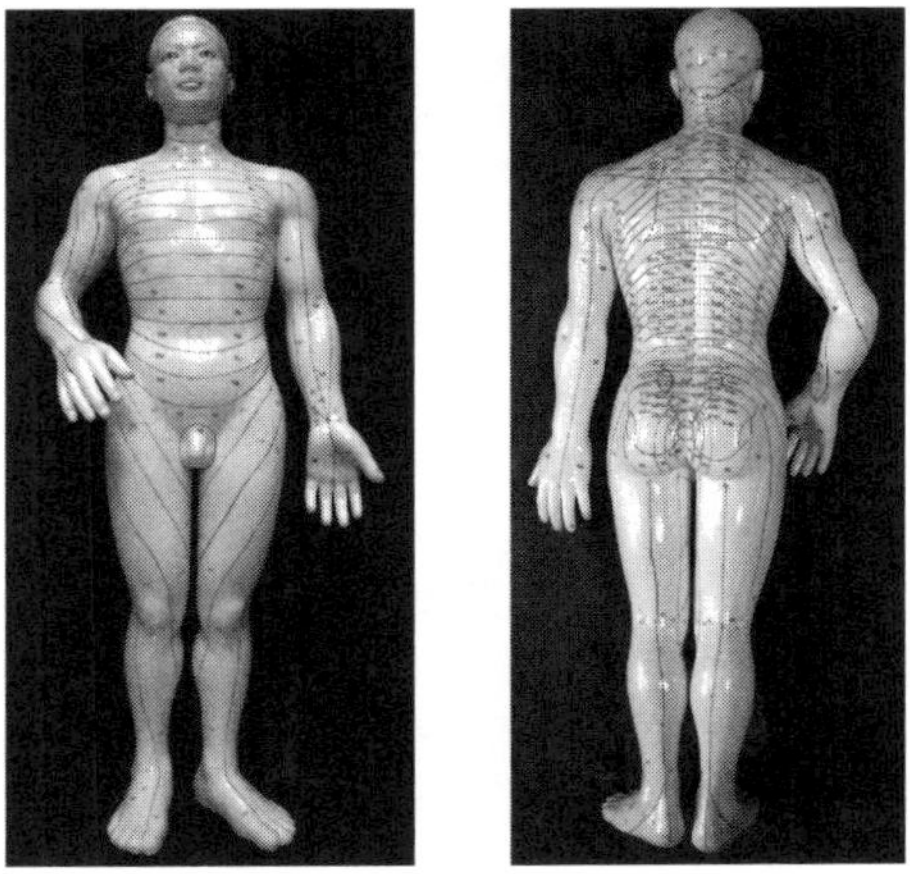

デルマトーム人形は病変（巣）のデルマトームの高さを決めるのに役立ちます。我々治療者はデルマトーム理論に基づき治療するので、必須アイテムとなっています（販売：㈱カナケン）。

＊5 デルマトーム理論の誕生

このようにしてデルマトーム理論が生まれ、それにもとづいて行う治療法が確立しました。

デルマトーム理論は西洋医学の神経解剖と東洋医学の経絡の考えをドッキングさせた全く新しい理論です。その理論で副交感反応を導く痛圧刺激（チクチク刺激）を行うという全く新しい発想の治療となりました。

ここでデルマトームについて簡単にお話しします。人体には顔を含めて皮膚上に30等分に分割した脳・脊髄の知覚神経支配領域があります。それをデルマトームと呼びます（左図）。わかりやすくいうと、人体には全て記号・番号のついた住所がある、というものです。

例えば　親指は頚髄（C）の6番目でこれを「Cの6」と呼びます。足の親趾は腰髄（L）の4番地でこれを「Lの4」といいます。おへそは胸髄（T）の10番地で「Tの10」、足の小趾は仙髄（S）の1番地で「Sの1」というふうに全身くまなく名前が付いています。

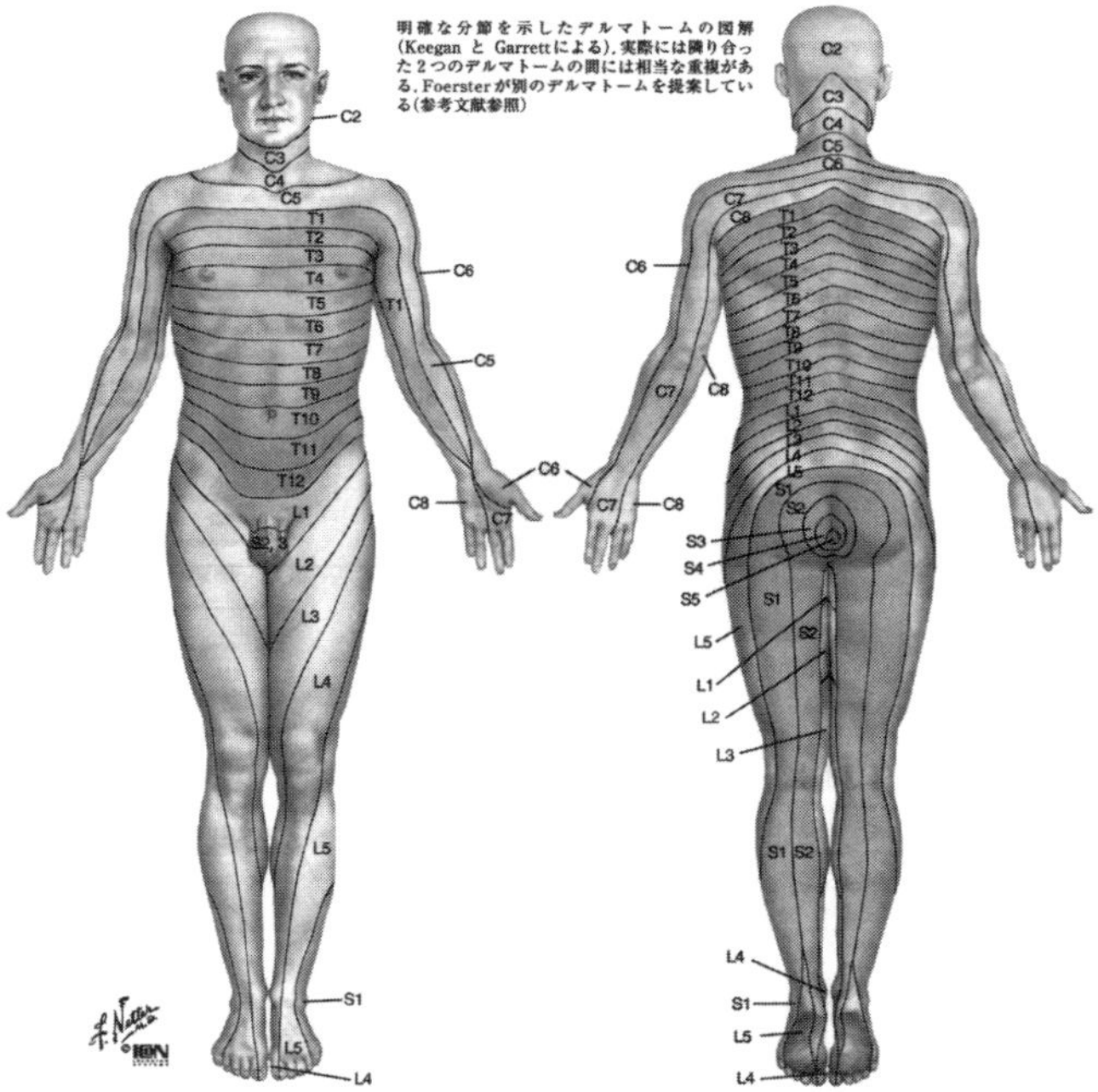

キーガンデルマトーム図：『ネッター解剖学アトラス』（原書第３版、図157、南江堂）より引用。デルマトームの高さを決めるのに参考にしてください。

顔はというと、鼻の先端は三叉神経核のもっとも上部にあり大脳に近く、耳や顎といった部位は脳幹の下部に位置し、そこから脊髄に移行していきます（左図）。

これら住所のあるところの顔や頭や脊椎のゼロポイント（督脈）にチクチク刺激を行うのが、治療法の基本ということになります。

これにより、デルマトーム支配領域に副交感反応を導くことができ、血流が高まり自然治癒力で改善または治癒へと導くことができるというわけです。

この理論を学べば専門家でなくとも一般の方も治療を行えます。ただしこの場合は他人にすることはできません（本人とご家族限定となります）。こうして自己チクチク療法という新しい家庭療法を生み出すことにつながりました。

＊6　チクチク療法の長所と得意とする治療

この治療の長所を列挙してみます。

①道具が簡単。
②コストがかからない。
③治療時間は短時間。
④危険な経験が全くなかった。
⑤しかも、その場で改善を確認できる疾患が多数ある。

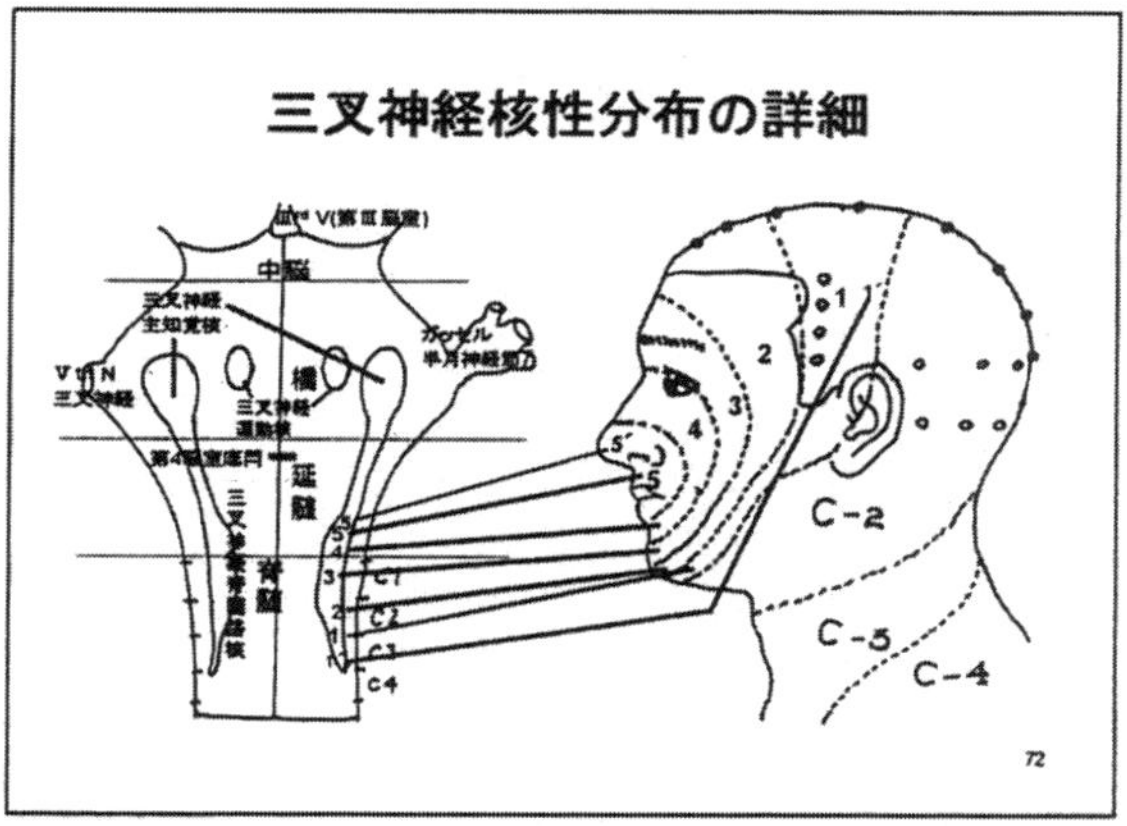

顔のデルマトーム（E. A. Kahn：『Correlative Neurosurgery 2nd Edition』Thomas）

⑥治療が進めば、経過を追っていくうちに薬をやめていくこともできる　などです。

この治療法が得意とする症状も箇条書きします。

①痛み
②しびれ疾患
③腰痛などの腰のヘルニヤ
④歩行障害のある脊柱間狭窄症や梨状筋症候群
⑤手や腕のいわゆるニューロパチーといわれるしびれ・痛み
⑥頚椎病変から来る手や腕のしびれ・痛み
⑦膝・股関節・首の痛み、首の凝り、五十肩

などです。

＊7 チクチク治療の目指すところ……自然治癒力を生かす

チクチク治療を行ってきてわかったことは、治すのは自力であるという教えです。この教えは紀元前からの不変的な考えでもあります。

ヒポクラテスはこうもいっています。

『人間は誰でも体の中に百人の名医を持っている』

『病気は、人間が自らの力をもって自然に治すものであり、医者はこれを手助けするものである』

これを自然治癒力と呼んでいます。

チクチク治療の目指すところはどこかというと、あくまで自然治癒力を生かす治療。つまり〝きっかけ〟を与える役目です。すなわち他力の一つの治療と捉えられます。

なぜなら、チクチク療法は、現代医学の手術や薬や注射などに依存しない手法ですから、自然治癒力を高める家庭の養生法が必要不可欠となってきます。

そこで、当クリニックで指導している数々の養生法をこのあとの章で紹介してあります。

家庭での養生法で改善した、記憶に残る患者さんをご紹介しましょう。

この女性は87歳の女性で、歩けずに車いすで来院しましたが、治療と養生法だけで自力で歩けるようになったうえ、身長が最高で５・５cmも伸びました。その後、車椅子を使わずに都合１年半通院されました。

ちなみに80歳以上の高齢の人は、私のクリニックの新患・患者数の約６～７％を占めます。今までの受診時の最高齢者は98歳です。次いで93歳、91歳と続きます。そして、今通院中の最高齢の人は94歳の女性で、五年間通院し続けています。

このように、養生法を身につければ、いくつになっても元気でいられます。

2 「薬をやめると病気は治る」——安保免疫学との出会い

＊1 安保徹先生との出会い

２００４年４月４日、日本自律神経免疫治療研究会で安保徹先生とお話をする機会を得て、私の医療に対する考えを方向転換する重要な日となりました。

その場所で『薬をやめると病気は治る』（マキノ出版刊）という本と出会いました。安保先生は１９９７年、名著『未来免疫学』（インターメディカル社刊）を上梓したあと、福田―安保理論を確立し、その後『医療が病を作る』（岩波書店刊）で薬物投与の危険性を投げかけました。そのとき、医療界からは非難を受けたと、新潟訪問時に述べていました。

当時は、医療批判のできる雰囲気はまだありませんでしたから、そういう非難を覚悟で書いたものと思われます。そこには、患者さんの健康を本当に心配しているという信念がないと、なかなか書けるものではありません。

痛み止め一つ、湿布一つでも、これらの長期使用がどれほどの薬害をもたらしているか、当時は見直し機運さえありませんでした。それがこの本を通じて、多くの難病で苦しむ人たちに希望を与えたのです。

つまり、現代医療常識を変える方向性を示された嚆矢だと思います。これからは健康を自分で守り、医者任せにせず、自分で健康という財産を手に入れなければならない時代になりましたよ、と訴えているのだと思います。

＊２　安保免疫学の追試の始まり

福田─安保理論で副交感神経反射という言葉が始終出てきます。ストレスが病気を作る。ならば自分自身がストレスを自覚し自分で病気を治す。そういう心構えがないと、病気に打ち克つことは困難であることを訴えていますし、私もそれを強調したいと思います。

そこで、安保免疫学を知ってから、徹底的なある治療方針を打ち立てました。それは従来型治療からの完全な方針転換です。その内容は以下の通りです。

その1つ目は、痛みを訴えるほとんどの患者さんに薬の使用（特に痛み止め）、湿布剤を使わないでチクチク療法のみで治療を行う。こうして従来型の治療方針を変えたわけですから、薬の好きな患者さんは去っていきますし、投薬しないと文句をいう人もいました。今だからこそ言えますが、患者さんがリバウンドで悪化したときは、薬を使いたくなるときがありました。しかしなんとか薬を使わないようお願いしました。

そういう意味では本当によい患者さんと出会い、私はたいへん幸運でした。協力的で何でも相談してくれる人もありました。もちろん、黙って薬を使ったり、元の治療に戻ったりする人もいました。また経過途中でよくなっているのに、さらなる改善を期待して手術を受けた人もいました。

しかし、それはその人の選択ですから、やむをえないことと受け止め、また薬と併用しているからこそ治るのを遅らせている、という事実もつかめました。

その2つ目は手術した結果、手術前より悪化した人や、また手術後の不具合を訴えた多くの患者さんにも、チクチク療法は大きな効果を発揮しました。

私はこれら脱落した患者さんや、経過の思わしくなかった人たちの受診にも厚くお礼をいいたいと思っています。こうしたことを経験したからこそ、薬を飲んだり湿布を貼ったり外科的処置をするよりも、この治療で改善していける、ということがわかったからです。つまり、自然治癒力は存在し、しかも高率に治るものだということを学びました。

その3つ目は、治療の効果判定には、リンパ球数及び比率で患者さんの病状を判定しました。これにより患者さんの健康状況が手に取るようにわかり、患者さんからどうしてそんなことわかるの？　とまでいわれ、占い師気分になったこともありました。

このように、チクチク療法で福田－安保理論を追試し臨床効果を確かめ、その結果を一冊の書にまとめたのが、さきに述べた『無血刺絡の臨床』（三和書籍刊）という本なのです。

3　西洋医学と自律神経免疫療法

＊1　西洋医学の問題点

西洋医学にはある決まった診断・治療の進め方があります。皆さんご存知の通り、問診、検査、診断、それに続く対症療法が中心です。

ここでいう対症療法は私が目指す自然治癒療法と対極に位置します。つまり痛みの治療では投薬、湿布、注射とかペインクリニックが中心となります。

また、病気によっては手術を勧められるかもしれません。こうした対症療法が現代医学の主流ですが、それで治っていくケースはどれくらいあるでしょうか？

とりわけ、難病・難治性疾患に苦しんでいる人は、年余に及ぶ通院をしている人がほとんどですね。特に膠原病・ガンの治癒は難しいとされています。

こうした現代医学の現状は、皆さんよくご存知の薬害問題、検査の弊害、レントゲ

ン被爆、内視鏡検査による被害、手術ミス、副作用による日常生活の不具合、費用が高いなどなど、多くの問題点を抱えています

＊2　自律神経免疫療法の目指すところ

私の行っている自律神経免疫治療（福田―安保理論を核に免疫力を高めて病気を克服する治療）においては、患者さんのストレスの見直しをせずに、悪いところを見つけて治療するということは、本末転倒と考えます。

生活習慣の悪いところやストレスがあったから（原因）、病気になった（結果）のであって、それを考慮せずに検査に走れば、結果に対する対症療法しかできず，原因を治すことはできないと考えるからです。

ですから、検査をする前に、まずストレスがないかどうか、無理な労働をしていないかどうか、心の重荷を背負っていないかどうか、寝不足をしていないかどうか、不規則な生活をしていないかどうか、家庭内で問題を抱えて悩んでいないかどうか、そうして偏った・誤った食習慣がなかったかどうか、などの諸種の点の見直しをすることが、治療のキーポイントと考えています。

4 自律神経とは

＊1 ストレス・白血球・自律神経（福田―安保理論）

自律神経とは自分の意思でコントロールできない神経といわれ、ストレスで関係するのが交感神経で、アドレナリンやドーパミンがそのホルモンの代表です。

一方、副交感神経は小便、大便などの排泄やアセチルコリン、プロスタグランディンなどのホルモン分泌が関与しています。

具体的には交感神経緊張で血圧／脈拍が上がり、副交感神経優位になるとリラックスして血圧／脈拍は落ち着くという仕組みです。

ここでストレスと白血球と自律神経の関係から病気の関係に迫ろうとしたのが福田―安保理論というわけです。

今までの経験ではリンパ球比率は30％以上が安全圏、20％未満で赤信号、10％未満で危機的状況といえばわかりやすいでしょうか。

一方、顆粒球増加、つまり検査では好中球という名前で出てきますが、これが増えると活性酸素が増加し血流が悪くなり、病気になるという仕組みが作られます。

ガンも膠原病もパーキンソン病も脳卒中もリンパ球減少、好中球の増加で、年余に及ぶ交感神経緊張を続けた結果発病に至るという理論です。

＊２　副交感神経を高めるには

先に述べた副交感神経とはリラックス時に活躍する神経ですが、序章で紹介した「爪・頭・顔の基本のチクチク療法」以外にも副交感神経を高める方法があります。

①まず温めることでは足浴、温泉治療、頭寒足熱があります。

②笑うことではお笑い番組を、腹を抱えて笑うことなどがあります。

③食べることでは、ゆっくり食事し、よくかむ、発酵食品の利用などがあります。玄米は栄養面からではなく、消化に時間がかかり、発酵食品は「辛み」や「すっぱい」などの反応で副交感反応を誘導できるからです。

④運動では気持ちいいウオーキング、散歩、体操、水泳などがあります。

⑤深呼吸では多くの酸素を吸うことで肺が驚き、「これ以上酸素は要らない」と息を吐きだすことで副交感反射を優位にします。これが気分を落ち着かせます。

⑥鍼治療では「チクン」とする痛み・苦みのある薬も生体に刺激を与え、副交感反射を促していると考えます。

⑦発熱するのは生体防御反応ですが、これは温熱療法と同じ意味があり、これも副交感反応です。

このように副交感反応によって病気を改善する方法は、チクチク療法だけではありません。皆さんがご家庭で自己チク療法を行う場合でも、チクチク刺激単独で行うより、温めたり（温熱療法）、少しでも体を動かしたり（運動療法）、食べるものを変えてみたりなど、複合的に行ったほうが効果に期待できます。そうやって日常によいことを取り込むことができるのも家庭療法のよさなのです。

次の章からは、そのような自己チク療法と併せて実践していただきたい家庭療法を紹介します。温熱療法、運動療法、顔もみと指根っこ回し、そして食事療法についてです。

体験談その２

＊「もう君には頼まない」皮膚ガン症例（87歳、男性、元教師）

〈症例説明〉

左肩甲骨上縁の皮膚にできた有棘細胞癌（10円玉大）の潰瘍性病変が、わずか2週間のチクチク療法で創閉鎖した貴重な体験例です。8か月経った現在も創は閉鎖したまま瘢痕となって残っています。

〈体験談〉

私が、ナガタクリニックにお世話になったのは2月のある日でした。家内も共に受診しました。私は、足のしびれで受診したのですが、その1か月後に、某病院で皮膚ガンの告知を受けました。

しかし、病院の医師に手術はしたくないと話したところ、担当の医師から、あなたは死ぬまでこの病気と付き合いなさいといわれ、その言葉の重さに、心が深く傷つきました。このような大病院の医師から、大出血、悪臭、転移、そして死亡などといった、脅しのような言葉を次々投げかけられ、この先生は病人を診ずに病気を見ているな、と思いました。

逆に、長田先生は病人を見ていると思い、ナガタクリニックで治療をお願いすることにしたのです。

そこで私は、長田先生に質問をしました。がん細胞の好きな食べ物は何で、また嫌いなものは何か、と聞いたのです。その返事は、ガンの好きなものは白ごはん（著者注：ガンは高血糖を好むからです）、嫌いなものは酸素、というものでした。

そこで私の腹が決まりました。今までの食生活である牛乳、パン、肉食などを変え、玄米食と野菜へと方向転換したのです。しかし、そうはいっても、長年の習慣を変えることはなかなか辛いことでした。しかし、その心を変えてくれたのは、あの病院の医師の言葉でした。

私は88年もこの体と付き合い、一度や二度の診察で運命を決められてたまるか、という思いがありました。反面、病院の医師にありがとうと、思わなければならない、と心に深く念じました。

あと一つは丹田呼吸です。私は5年前からこの呼吸法を独学で勉強し、練習を重ね、酸素を大量に吸うことができるような体になっていました。

　そこで、ナガタクリニックで受けるチクチク療法に加え、玄米食と深呼吸の３つでガンを攻めるという方法を選びました。

　この効果は、１年ほど経過をみなければわからないと思いますが、それ以上に効果があるという信念を持つことが大切である、と思いました。

　そのほか、ナガタクリニックでの指導は、ドライヤーを用いて足首の下部を温熱で温める方法です。これは私のような老人や心臓の悪い人、肺気腫などといった人などにも、もってこいの治療法です。

　昔から、頭寒足熱といいます。まさにそのとおりで、「熱いシャワーを浴びるよりこのほうが簡単でしょう」といって、このドライヤー療法を教えてくれました。

　これは私にとって最高のプレゼントでした。一番愛用しています。

　また、この応用編として、寝る前に布団を丸めてトンネルを作り、ドライヤーで温めておく方法も、厳しい冬を乗り切るのに有効な方法です。睡眠にかなりの効果があります。足を温めるというのは昔から伝わる足湯療法そのものです。

　あと一つはなんといっても『超健康になる顔もみ療法』（著者注：マキノ出版から発刊している拙著です）です。これは30回ではなく百回以上お勧めします。

　場所は顔もみの本に示されたところを中心に、揉めるところは全部もむようにしています。例えば、鼻横をグリグリ、眉を軽くグリグリ、耳を上下にさすったり引っ張ったりなど、揉めるところは全部対象にしています。目がシャキッとして血流がよくなり、よく見えてきます。また、眠りにつきやすいうえ睡眠が深くなる、と感じています。

　思うに先生が考えたチクチク療法は、西洋医学のデルマトームと東洋医学の鍼を応用したものと理解しています。薬を減らし、少しでも医療財政を健全なものにするために、自然治癒力を生かした医療を進めていってほしいと思っています。

第 3 章

チクチク療法と併せて行いたい家庭療法①
温熱療法

1 温熱療法の意味

＊1 痛覚と温度覚は同等のもの

チクチク刺激の「イタッ」と、温熱刺激の「アツッ」という感覚は、同じではないかと考えたのが、私がチクチク療法とともに「温熱シャワー療法」や「ドライヤー療法」を治療に用いるようになった発端です。

温熱刺激は痛覚刺激とともに脊髄内の外側脊髄視床路という経路を上行します（左図参照）。つまり、同じ脊髄内の同じ経路に嫌なもの反射が引き起こされるわけです。

さらにいうと、古くからのお灸（熱）と鍼（痛）も、脊髄内を同じルートで走る兄弟の関係です。古人は痛刺激と熱刺激を同等の効果のある手法として認識していたの痛覚・温覚ともに脊髄内の外側脊髄視床路というルートを通って脳に到達します。したがって、チクチク刺激と温熱刺激は兄弟のような関係で、古来ある鍼と灸は同じ効果のある手法と思われます。

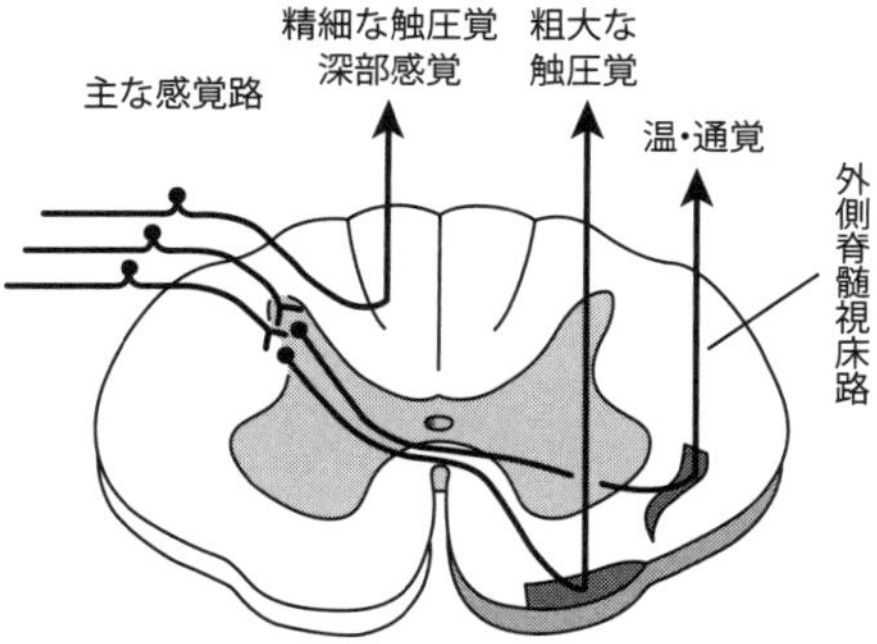

温熱療法はチクチク療法と共通した効果がある

でしょう。

そこで私は、痛覚と同じ経路を走る温度覚に注目したのです。

しかし、それには普通の温度では駄目であって、あくまでも「嫌なもの反射」としての温度でなくてはならないと考えました。

そこで治療に用いることにした主な温熱療法が、50度のお湯を使う温熱シャワー療法と、熱風を吹きかけるドライヤー療法です。

この章では、その2つのほか、足湯、使い捨てカイロ、湯たんぽ、サランラップなどを使う「冷えとり健康法」も紹介していきます。

2 温熱シャワー療法

＊1 温熱シャワー療法のやり方

温熱シャワー療法には、50度まで温度調節のできるシャワーを使用します。

7年ほど前までは44〜45度くらいの温度をお勧めしていましたが、その後、もっと熱めの50度くらいの温度が適当と判断しました。

「50度って熱いですね」という人がいますが、「アチチアチチ」といいながら、ヤケドしないように必ず足首で温度を確かめながら開始し、熱く感じた時点で膝などの患部へシャワーを移動させます。

患部に当てたり外したりしながら行えば、それほどでもありません。そして、足や膝や太ももなど、患部やその周辺が赤くなったらシャワーを終えます。

ちなみに、この温熱シャワー療法でのトラブルは一度も聞いていません。

温熱シャワー療法

50℃のシャワーを瞬間瞬間で当てたり外したりを繰り返します。ぬくもったり足が赤味を帯びたら終わりとします。ヤケドに注意しましょう。

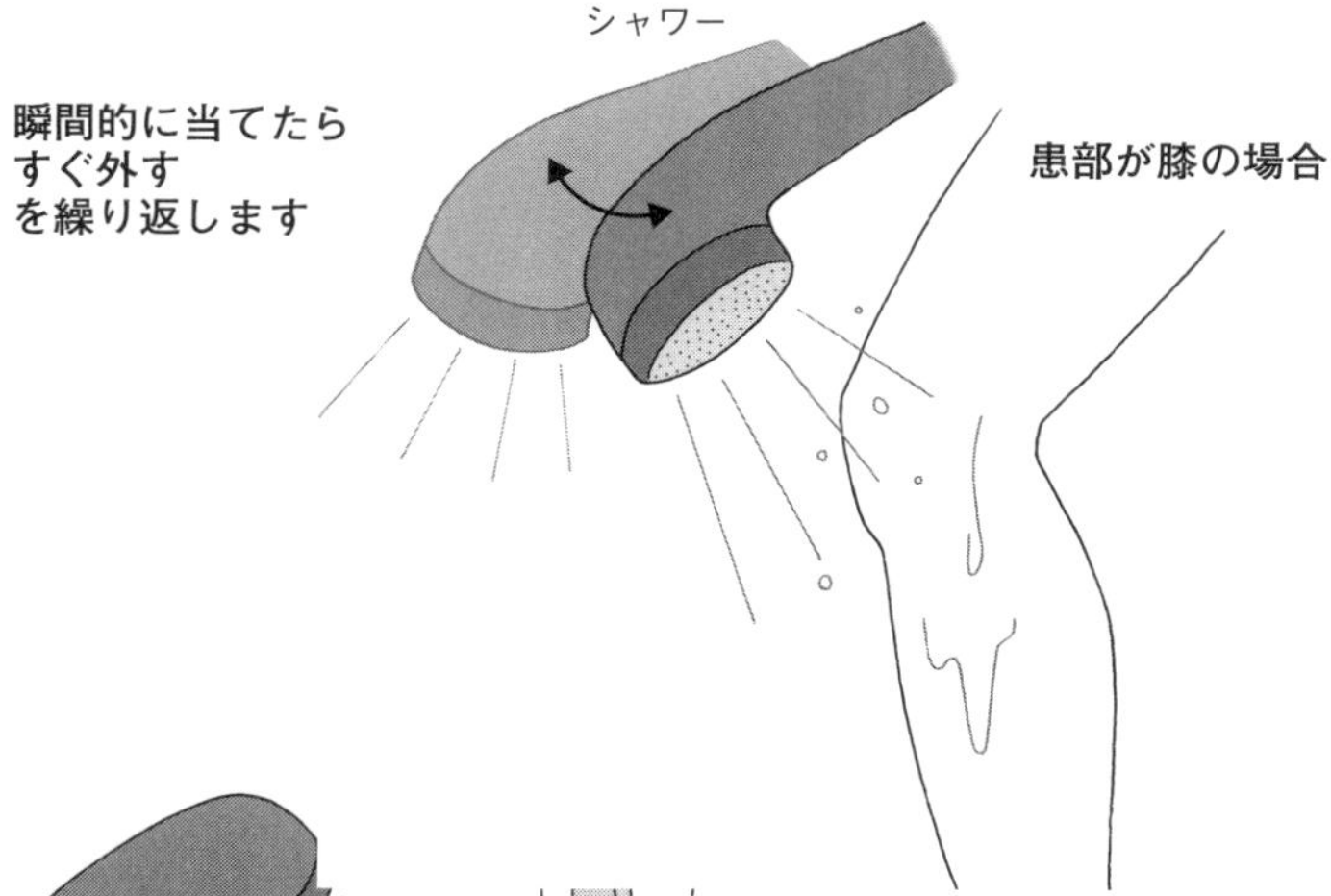

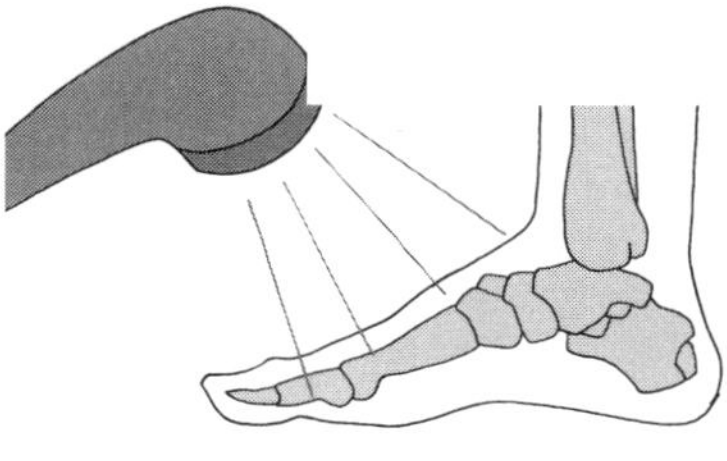

足首へのシャワー：患部が足首のときはもちろん、シャワーの温度を確かめる場合も足首で行います。

・冷えているときは反応が遅いので、30秒〜１分かかることも。そのときの体調に合わせて行ってください。
・通常は１日１回、入浴時に行いますが、１日に２回以上できるなら、そうしたほうが有効です。多い時で３〜４回も行って皮膚炎の症状を軽快させた人もいます。

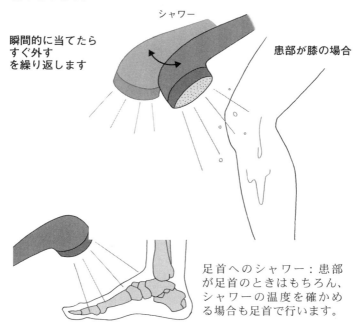

ただし、50度が基本といいましたが、それより低い温度が適当な部位もあります。例えば顔です。顔の場合は、如雨露《じょうろ》で水やりするように入浴温度より少し高めのお湯でチョロチョロと始めて、ご自分での調整に入っていってください。

適応疾患：アトピーなどの皮膚疾患、薄毛・脱毛症以外に、冷え症、足・膝・腰などの下半身の疾患、リウマチ、膠原病、ガンなどの冷えから増悪する難病や、冷えで悪化する泌尿器生殖器疾患、脊柱疾患など全ての疾病の基本治療となります。また各種難治性湿疹にもたくさんの有効例を見てきました。

＊2　アトピー性皮膚炎と湿疹には温熱シャワーだけでも効果あり

子どもから高齢者まで、あらゆる年代のアトピー性皮膚炎や湿疹などの症状がある人に温熱シャワー療法を行ってもらい、温熱シャワーだけでも効果を発揮することがわかりました（左上写真参照）。最初は45度前後で指導しています。

60歳代女性の手の甲の湿疹（アトピーではない）の症例

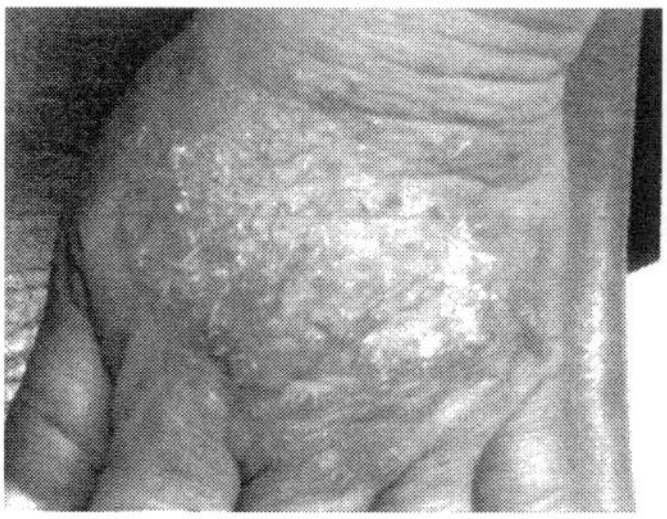

5月30日

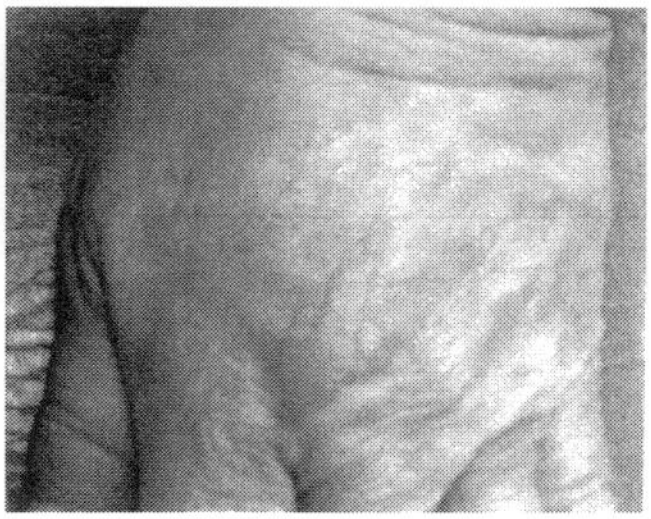

7月4日

＊3　アトピー皮膚をお母さんの手でさする

温熱シャワー療法ではありませんが、アトピーの治癒・改善例をご紹介します。

乳児に使う〝いちょう鍼〟（鍼の一種）やマーカーペンなどの滑らかなプラスチック面を利用し、こすってアトピー性皮膚炎が改善・治癒した経験を得ました。これは湿疹でも有効でした。

なぜこれらの方法が有効かと考えたとき、摩擦によって生じた熱が有効ではないかと推察しました。

その連想でお母さんの手でこすっても効果があるのではないかと思い、２人の乳幼児アトピーを持つお母さんに教えたところ、治っています。

その後も、手でこする方法を他の患者さんに勧めたところ有効でした。

3　ドライヤー療法

＊1　チクチク療法の効果を高める

「ドライヤー療法」は、ドライヤーから吹き出る熱風を患部に当てて温める方法です。この熱風を痛みのある部位に吹きつけると、チクチク刺激の効果をより高めてくれます。私のクリニックでは、外来でチクチク刺激をした直後に熱風を当てて施術終了としています。自己チク療法でも、ドライヤー療法はセットだと思ってください。特に膝痛と腰痛にはぜひ試していただきたい療法です。

これも「アチチアチチ」といいながら行います。ただし、服の上やストッキングの上から当てないでください。衣服が焦げてしまいます。必ず地肌に当てるようにしてください。

ドライヤー療法

患部に当てたドライヤーの熱風を１秒以内に外し、また再び患部に当てるという動作を１回として、５回を目処に繰り返します。

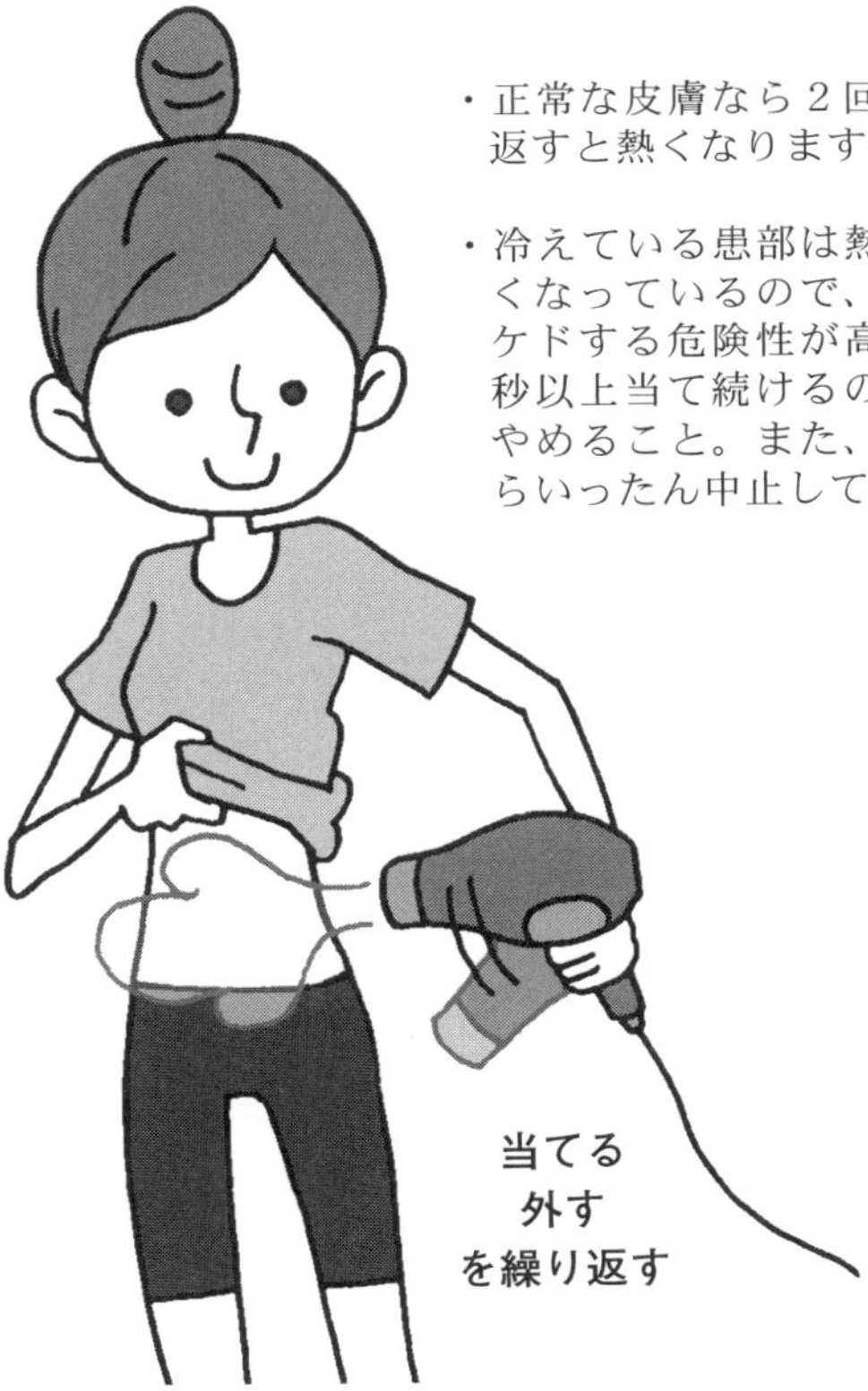

・正常な皮膚なら２回から３回繰り返すと熱くなります。

・冷えている患部は熱さを感じにくくなっているので、やりすぎてヤケドする危険性が高まります。１秒以上当て続けるのはくれぐれもやめること。また、10回反復したらいったん中止してください。

✕ 服やストッキングの上から熱風を当てるのは危険！
肌に直接当てます。

＊2 ドライヤー療法の適応疾患

ドライヤー療法は、膝痛、腰痛、肩こり、五十肩、頸椎病変、梨状筋症候群、股関節痛など、痛みのある部位ならどこへでもできます。耳鳴りにも有効だった人がいます。膀胱炎のとき、下腹部へ当てるのもたいへん有効です。

感冒性胃腸炎や風邪の引き始めで、胃の具合が悪いときなら、すぐに胃部に当ててみてください。即効性があります。胃痛やおなかにガスが溜まっている場合にも試みると、気持ちがよくなります。

また、しびれのある部位にも効果的です。これらは血流不足で症状が出ているので、温めればよくなることを期待できるからです。

この療法は、ヤケドに注意さえすれば危険性はなく心地よいものです。私の治療の際の必須アイテムになっています。

4　冷え取り健康法

＊1　一般的な冷え取り法

巷には冷え取り健康法がいっぱいあふれています。代表は「湯たんぽ健康法」で、寝ているときの足を温める方法は熟眠を促すのに役立ちます。

しかし、電気敷き毛布の使い方には注意が要ります。私は体全体に敷かず、膝から下のみに敷きます。体全体に敷くと水分が奪われて、血液が濃縮し脱水となり危険性が高まります。特に心臓病の人には要注意です。

眠るときに靴下を履くのも基本的にお勧めしています。古くなって緩んだ靴下を履いて寝てください。締め付けるのはむしろ熟眠を妨げます。

それと熱を発生する最大の組織は筋肉です。体温の約６割が筋肉の熱産生によるといわれていますから、筋肉を鍛えることは最も効率的な方法でしょう。

その筋肉の約三分の二が下半身にあるという事実から、下半身を積極的に鍛えることが身近な体温調整に役立つといえます。健康な人ならスクワットや腹筋を鍛えるのが身近なトレーニングとして取り組めます。腰や膝や足に不具合があれば、「爪先しゃがみ運動」（118ページ）が適しています。

では、それ以外の冷え取り健康法を紹介します。

＊2 足湯健康法

温度設定：足湯の器械が売られています。42度でするのが一般的です。これを30～40分行います。器械がない人は浴室で、熱めのお湯をバケツに入れて継ぎ足しをしながらするといいでしょう。給湯はシャワーでするのが簡単です。

回数：健康維持なら週に2回で十分だそうです[#1]。これで免疫力アップが図れるといいます。私は毎日していた時期がありました。極端な冷え性で足が冷たいために、足湯をするとすごく気持ちがよかったからです。今は体質が変わってしていませんが（今は50度シャワーを足に毎日しています）、冷えは万病のもといいますから予防策としても最高だと思います。

適応疾患：関節リウマチや膠原病、ガンの人にお勧めです。私は風邪の引き始めにも有効でした。寒気やのどの違和感を感じたら、すぐにしていました。それで患者さんにもそのように指導しています。足は冷えを感じるセンサーです。足が冷えているときは、のどの温度も冷えているサインですから、ウイルスなどが好む環境になっています。また低体温は、ガンのみならず難病の好む環境でもあります。血流をよくする工夫をしましょう。そういう意味で足湯療法は素晴らしい健康法です。

注意点：しかし、慢性疾患の人が毎日入浴するのは体力を消耗するので、足湯でゆったり浸かるのが安全で有効でしょう。ガンの患者さんで湯治療法をしすぎて悪化させた人もいました。入浴も度が過ぎれば逆効果だということを知っておく必要があります。足湯でも体の消耗時は週に2回を目処にすればよいでしょう。こういう健康法は無理にするものではなく、疲労のあるときにはしない配慮も大切です。

＃１参考図書：伊藤要子著「ＨＳＰが病気を必ず治す」（ビジネス社）

＊3　パジャマ療法（トレパジャ）

　これは私が考案した健康法です。寝袋からヒントを得ました。極寒の地で寝袋だけで眠れるのはどうしてでしょう？

　それは自身の発する熱が寝袋内でとどまり、それが身体を保温するからです。そこから私は下半身も寝袋状に包み込めば寒くない、と発想したのです。

　そこで、まずはパジャマの裾を靴下の中に入れ、脚の部分を寝袋状に保温したのです。すると効果はてきめんでした。夜間の冷えを感じにくくなったうえ、持病の腰痛から解放されたのです。おまけに耳鳴りや耳管開放症まで軽減したのです。

　それで、それを日中にも応用できないかと考え、ズボン下（ストッキング、ステテコ、パッチなど）の変わりに、ポリエステルでできた薄手のトレーニングパンツ（トレパン）を履き、靴下の中に入れ、その上からズボンをはくという方法を採ったのです。冬は裏地がフリース、夏はメッシュがいいようです。

　そうすると、冬の寒さや夏のクーラーの冷えから免れたのです。夏はクーラーの寒さを感じる新幹線や診察室の中でも軽減されました。

このトレパンとパジャマ療法を合わせたこの履き方を「トレパジャ」と名づけました。そして、このトレパジャを患者指導に使うと、皆さん面白いように冷えを感じなくなり、教えた50名全員が効果を実感してくれたのです。

レッグウォーマーとか肌に密着した肌着を重ね着してブクブクになっている人を多く見受けます。トレパジャでできる空気の層が、肌に密着した肌着よりも保温効果があるということを知れば、薄くて動きやすくて良いと実感していただけるはずです。

保温のため６月でも離さず履いているリウマチの患者さんもいます。むしろクーラーのある夏こそ、その効果を感じるときでしょう。

＊４　ラップ療法

この方法は10年前にアルコール依存症の病院に非常勤勤務していたときに考案しました。その病院で氷のように冷たい足をしている患者さんがいました。そこで、この冷えを取る方法として考え出したのが、サランラップでカカトから足首を包んでから靴下を履く方法でした。効果は抜群でした。

それからの10年間、さまざまな冷え直しに役立ってきましたし、当クリニックの基本的な足冷え対策の中心となっています。

その典型的な出来事は、幼少時から毎冬、霜焼けで苦しんでいた娘さんに教えたところ、その冬は無事に過ごせたうえ、現在までの９年間、全く霜焼けは起こらず無事に過ごせています。

このように多くの冷え性や霜焼けの患者さん、ガンや難病の患者さんに指導してきて喜ばれました。ただ、足が蒸れるという人は無理です。湿疹ができるからです。体質をみて判断してください。

また全ての商品のラップが適しているわけではなく、私はサランラップのみが足首にフィットするようです。皆さんは手持ちのラップで試してみてください。

ラップ療法

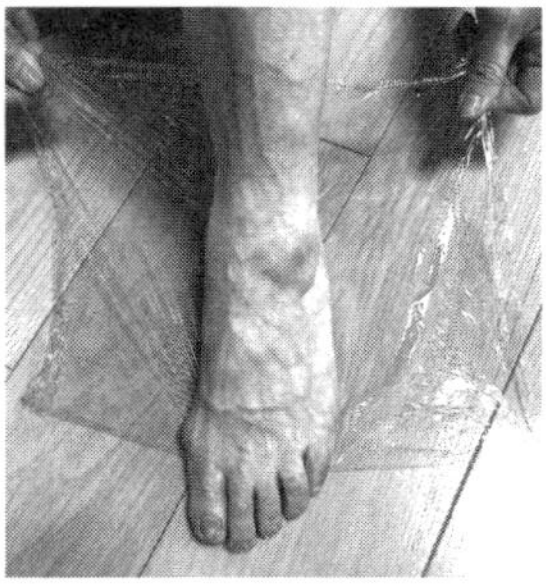

①ラップを足首の後ろに広げておき、カカトにのせます。

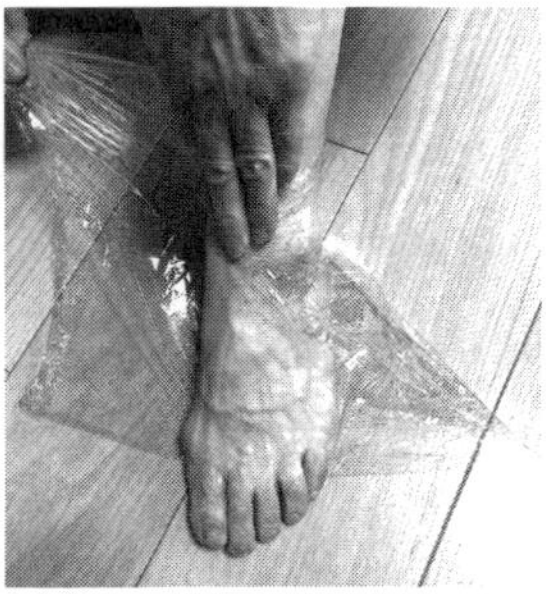

②カカト側のラップの左右の端を折り畳みます。まずは左側。

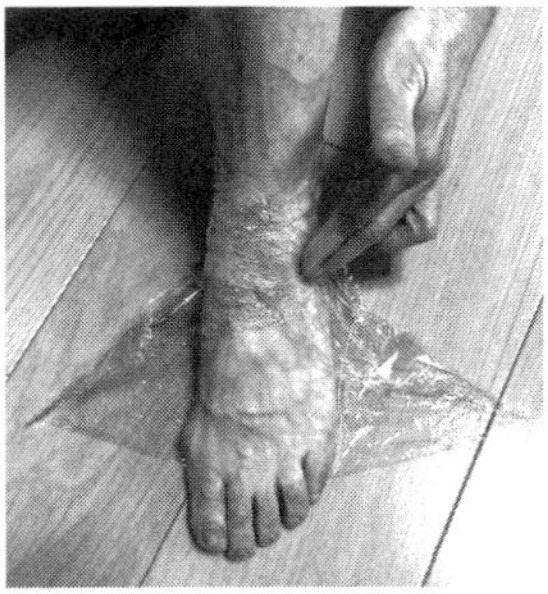

③続いて右側を折り畳みます。

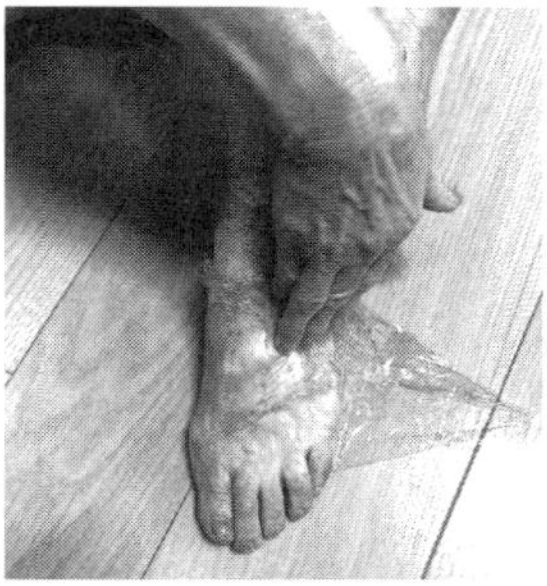

④足先側のラップの左右の端を折り畳みます。まず右側。

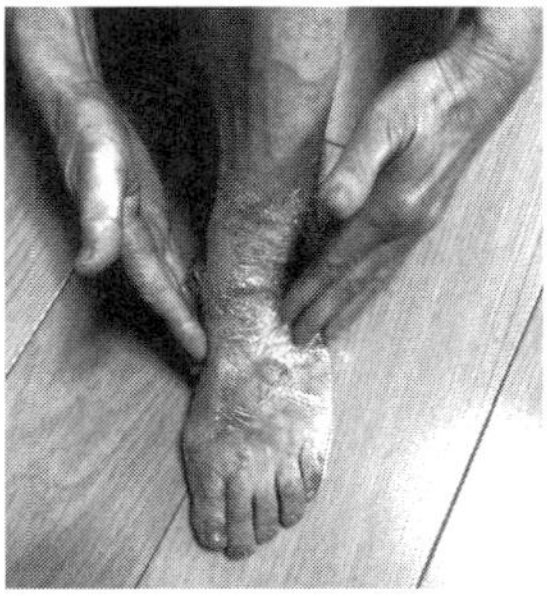

⑤左側も折り畳んで完了です。

＊5 足（然谷《ねんこく》）シャワー

渡邊裕という外科医で鍼治療を修められた先生（著書に『ツボ注射治療』金芳堂刊）から然谷穴の効用を教えていただきました。ここを刺激すると、のどの不快感が不思議ととれます。これはほとんど的中というくらい効果があるものでした（シェリントンのいう脊髄節間反謝の可能性があります）。デルマトーム理論からは合わない話ですが、臨床上は効果があるので使用しています。

そこからの応用でその然谷部位をめがけて50度シャワーを吹きつけるのです。そうすると、チクチク刺激を与えたのと同様の効果が起こると想定しました。なぜなら痛覚と温覚は同じ外側脊髄視床路を通る兄弟の知覚だからです。

この場合もそれを応用できると思いました。その結果、のどに違和感があるときに然谷シャワーを行えば、ほぼ皆さんは改善していきます。

これは風邪の予防になる、と考えました。ですから、冬は手洗いとマスクという予防法以外にも、然谷シャワーを毎日すればインフルエンザの予防に役立つとして、ずっと指導しています。毎日お風呂に入るのですから、10秒から30秒当ててみるだけでいいのです。結構温まって気持ちがいいものです。
ただし、お湯の温度は各家庭で違いますからヤケドしないようお願いします。

然谷シャワー

右 足

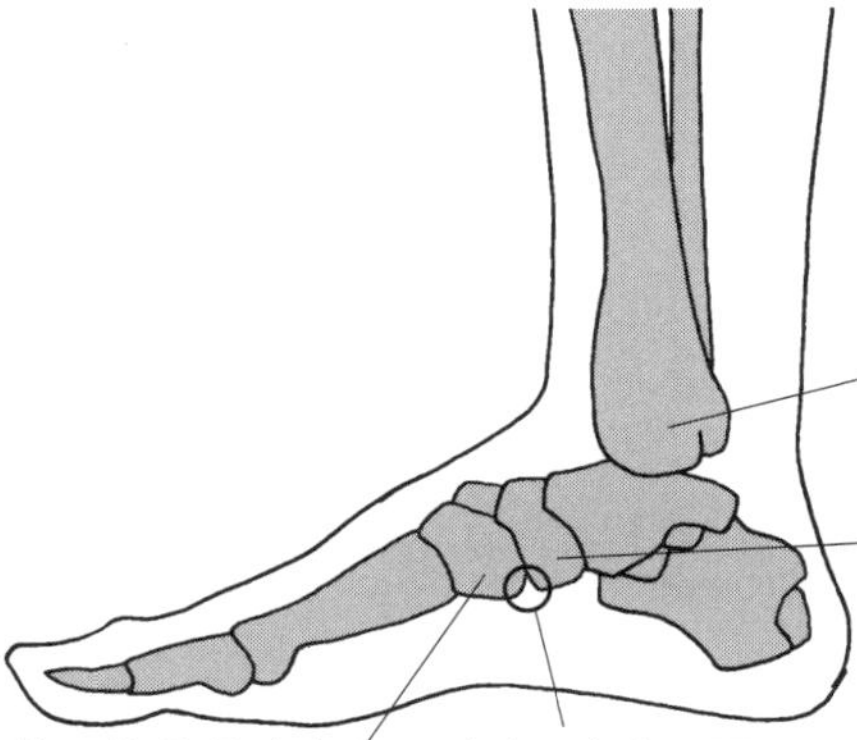

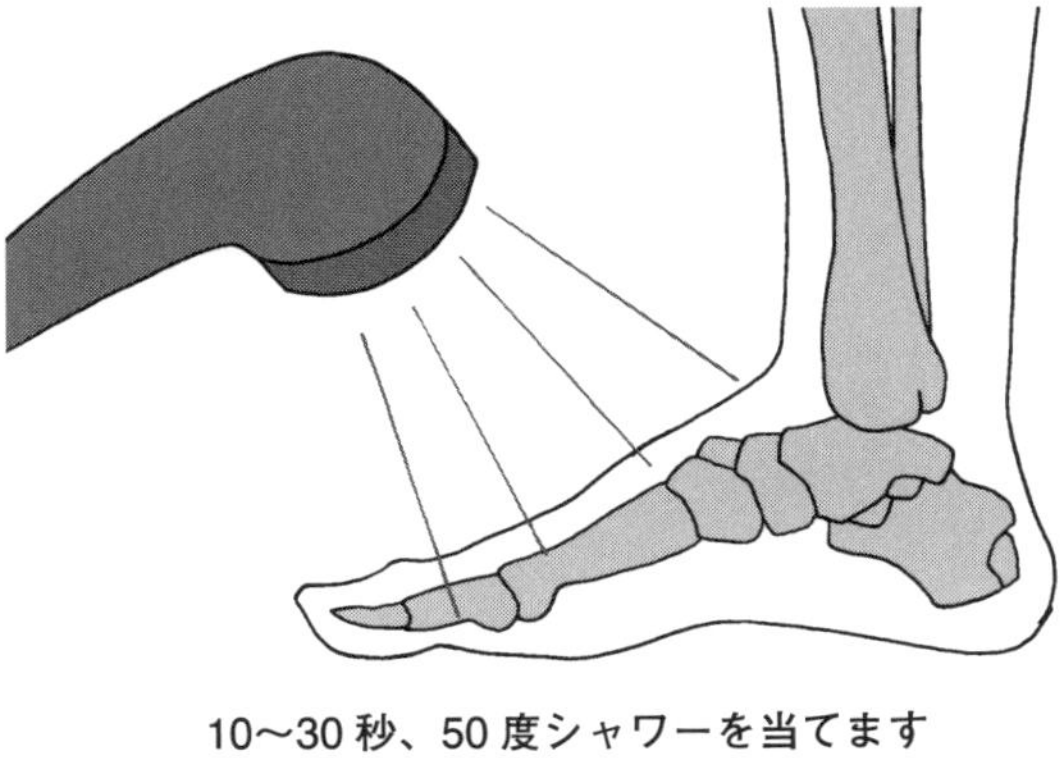

10〜30秒、50度シャワーを当てます

＊6 蒸しタオルの効用

これは目の不快な症状、例えばドライアイ、眼精疲労、目のクシャクシャ感などを感じたときに、電子レンジで温めたお絞りを目に当てるという方法です。時間は目の不快感が消えるまで当てます。

作り方は、タオルを水で濡らして軽く絞り、電子レンジで30秒～1分間温めます。各家庭のレンジで調整してください。私はそのままレンジに入れます。

これをする意味は、乾燥した目を加湿するのと、温熱刺激で副交感反応を導く目的があります。

副交感神経には分泌・排泄の役目があります。その応用で涙腺を刺激し、乾いた目を涙で潤す働きを期待するのです。

実際、外食時にお店で出される熱いお絞りを目に当てて気持ちよくなった人は大勢いらっしゃるはずです。それを日常の家庭療法に入れて指導しています。

第 4 章

チクチク療法と併せて行いたい家庭療法②
運動療法

〈総説〉どのような運動療法があるか

私が日常指導している運動療法は、何の器具も使わず、しかもどこでもできる非常に手軽なものです。しかもその効果は、チクチク療法と温熱シャワー療法とを併せれば、早く、確実に回復するということを実感してきました。

このチクチク療法、温熱療法、運動療法の三本柱が、当クリニックにおける基本治療となっています。これに「養生」という自分の生活スタイルの見直しが必須です。これらのうちどれが欠けても早期回復に差が出てきますので、ぜひ家庭で実践してほしいと思っています。

この本では、上半身を鍛える体操療法と、下半身を鍛えるものに分けて解説してみたいと思います。なお、これら本書で紹介する運動療法は、健康である人を対象に述べていません。何らかの不具合を持っているために、通常の運動ができない人を対象に考え出しています。

Ｉ 下半身を鍛える運動療法

まず下半身を鍛える運動療法から説明します。これにはつま先しゃがみ運動、指立て体操・指立てその場歩き、金魚運動、小刻みトントン、レッグリフトなどがあります。最初に、チクチク療法10年の臨床の中で、最も古くから指導してきた「つま先しゃがみ運動」を次項から解説しましょう。

1　つま先しゃがみ運動

＝膝疾患、腰疾患、骨粗鬆症に効果

＊1　やり方と回数

左図のように、つま先立ち→しゃがみこみを1回として、8回を行ってワンセットとします。体力に応じてハーフセット、もしくはもっと回数を減らしたり、しゃがみこみの程度を緩くしたりして、加減を見ながら行います。1回もできない人もいます。それでも1回を目指して頑張ってください。

＊2　コツ、失敗例

決して壁やポールから手を離さないこと。離すと前屈みになりスクワット効果が薄れます。また壁に向かって肘を曲げないよう、もたれかからないよう直立の姿勢をできるだけ保ちながら行います。そうしないと下肢に負荷がかからないので効果が薄れます。

回数を増やしすぎてかえって痛みを助長させた人がいました。特に膝痛の場合は回数を少なくして、限界まで頑張らないことです。自信があっても最小回数から始めてください。かなりきつい運動であることが、あとでわかります。

外傷を契機に両膝の手術をしたあと、持病となった両側の膝痛で来院した男性ですが、この運動を教えた翌日、痛みがさらに増強しました。簡単で平気でできたのでや

つま先しゃがみ運動

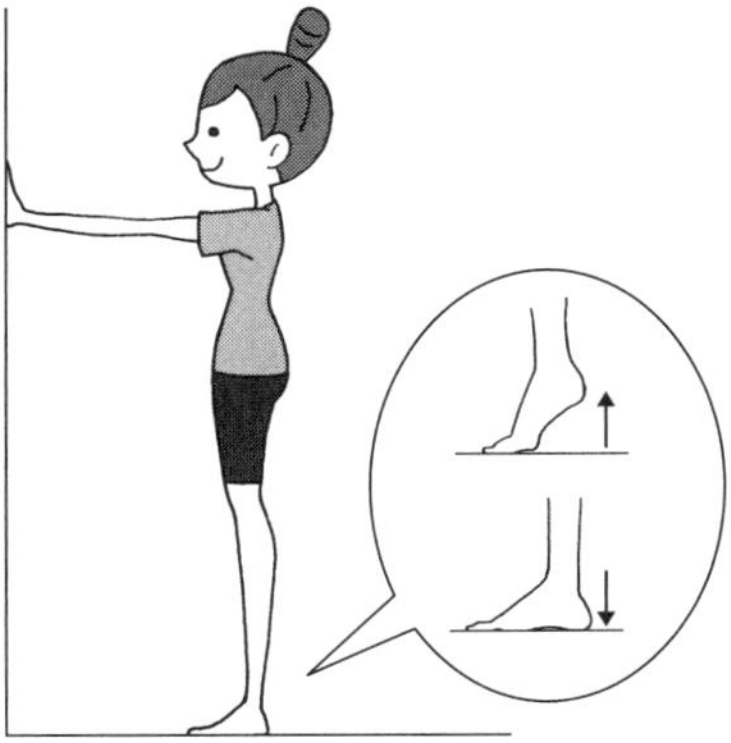

①壁に手をついてもたれかかります（しっかりしたポールにつかまってもいいです）。
②爪先でゆっくり立ち上がります。
③爪先をゆっくりと下ろしていきます。

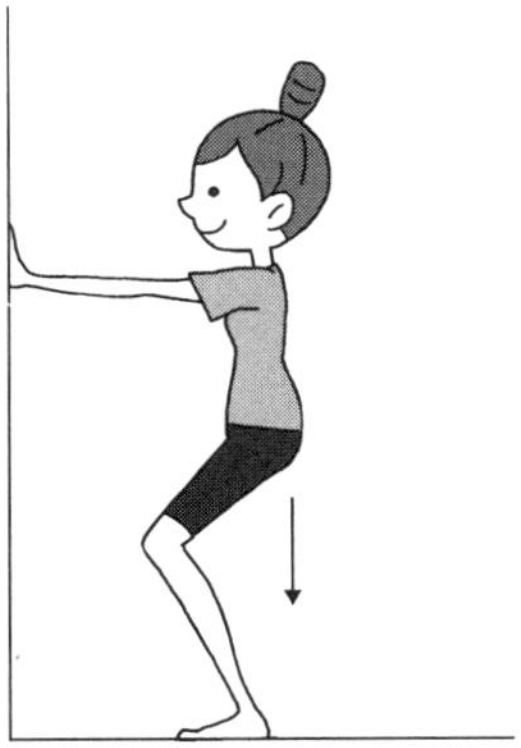

④そのまましゃがみこむようにゆっくりと膝を曲げていきます。
⑤余裕をもって曲げられるところで止め、ゆっくりと元に戻ります。

りすぎたのです。この人は、結局片方は痛みがなくなりました。簡単すぎて痛みを増強させた人がほかにもいますので、やりすぎは禁物です。

限界がわからない場合は、最小回数の８回でなんともなければ、次から回数を少しずつ増やして様子をみましょう。

＊３　適応疾患、利点

脊柱疾患すべて。膝痛、腰痛など。

太もも、ふくらはぎの強化のためなら誰でも行えます。特に、歩けない状態や環境にあるときに行うと効果があります。例えば入院中に足腰の弱るのを防ぐことができ、退院したらいつでも歩ける準備状態をキープしておくことができます。

人間は立つ・しゃがむ動作を必ず必要とします。その日常基本動作につま先立ちを加えます。非常に大切な動作ですので毎日してください。壁さえあればどこでもできます。

＊４　つま先しゃがみ運動で改善した腰痛例

両脇を抱えられて来院した80歳を超えた女性がいました。１か月前から右腰が痛くて歩きにくく、寝たきりに近い状態とのことでした。

チクチク刺激した直後に立ってもらいますと、２、３歩は歩けたものの、その場にへたり込んでしまい、這ってでないと帰れない状態でした。

自宅でのつま先しゃがみ運動は教えてありましたが、私は、この人はもう診察には来ないだろうと予想していました。

ところが４日後に再来院したのです。しかも介助なしの杖つき歩行で。

そのまた４日後には、自力で臥位から座位、座位から立位ができたのです。その上、杖なしでつかまり歩きをするまでになりました。

４回目の来院（初診から11日後）では、椅子からスッと立てました。５回目の来院（15日後）ではしっかり歩けるようになり、その後も元気に通院できました。

この人の立派なところは、私の教えたとおりに家庭での運動を続けたことです。

私はこの経験から、たとえ高齢であっても、諦めずに根気よく指導をすれば、復活する自然治癒力は残されているという確信を持つようになりました。

2 指立て体操 & 指立てその場歩き

＝背中の凝り・運動不足解消

＊1 方法

手をグーにして親指を天に向け、肘を曲げて脇を締めます。その格好で交互に腕振りを繰り返します。座ったままするのが「指立て体操」。立った状態で足踏みを加えるのが「指立てその場歩き」です。

＊2 回数と利点

回数制限は特にありません。30秒でも1分でもいいのです。分割して行ってもいいですし、思い立ったときにできるのが利点といえましょう。早い人ならすぐに肩や背中がぬくもってくるでしょう。

この体操は、わざわざ外出してまで歩行運動する必要がなく、雨天でもできます。

指立て体操＆指立てその場歩き

外出歩行と異なり、単調で退屈になりがちですが、テレビを見ながら、音楽を聴きながら、仕事の合間のわずかな時間やトイレに立ったときでもできます。

指立て運動

①肘をぶつけないように背後に障害物（イスの背もたれなど）のないところに座ります。
②両手をグーにして親指を天に向けます。
③その手の形のまま、肘を曲げて脇を締めます。
④交互に腕振りを繰り返します。

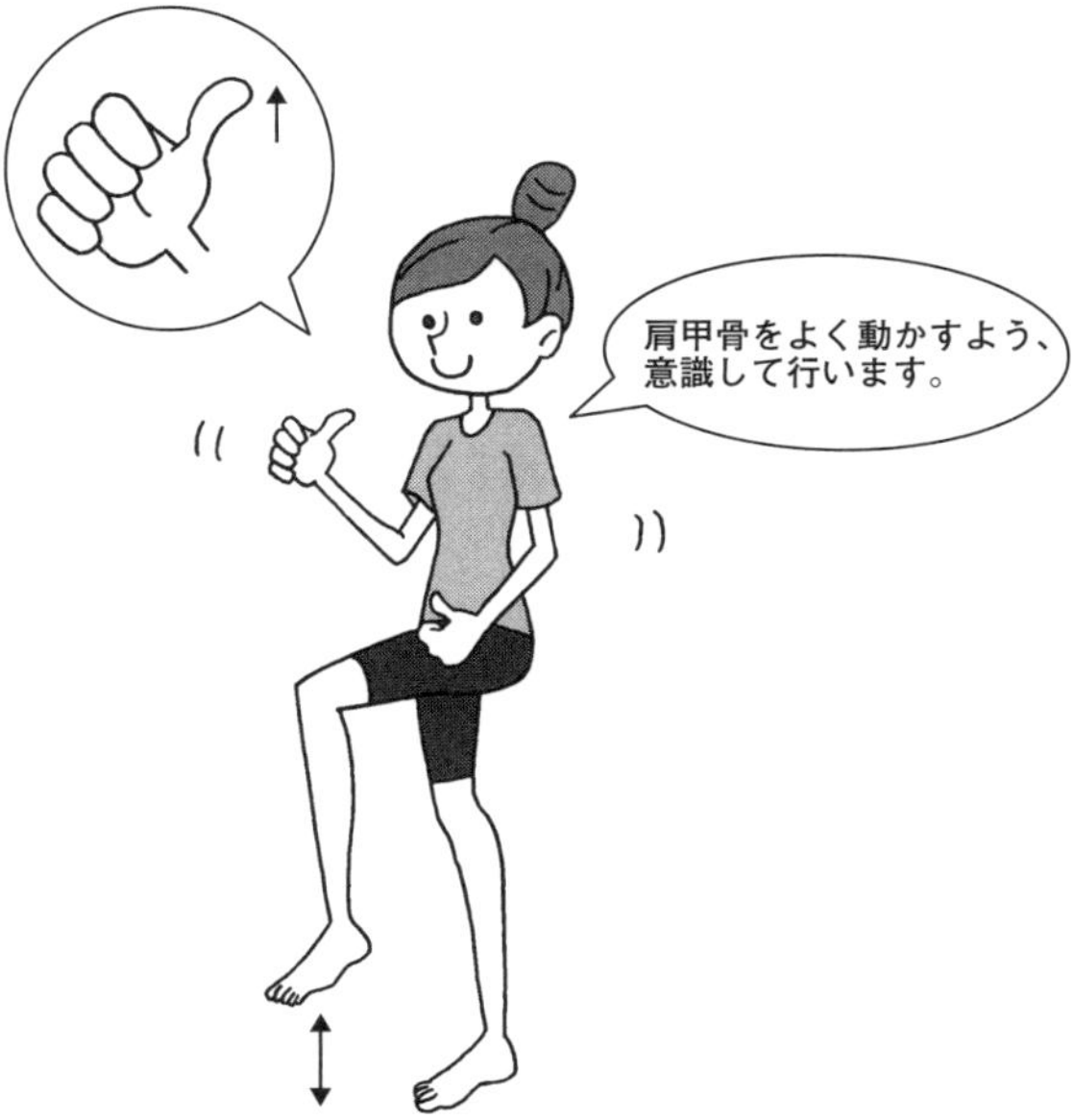

指立てその場歩き

上の「指立て体操」を立った状態で、足踏みをしながら行います。
膝をできるだけ高く上げると運動効果は高まります。

＊3 コツ

指立て体操をしている人を背後から見れば、肩甲骨が動くのが見えます。つまり肩甲骨を動かすことによって背中の筋肉（菱形筋、肩甲挙筋、僧帽筋、広背筋など）を動かすことが目的となります。大げさに腕を振ってください。

指を立てないとこれらの動きは極端に落ちることがわかります。

＊4 なぜ効くか、適応疾患

この運動には、筋肉を自力でマッサージして血行をよくし、これにより肩・背中の循環が改善され、凝りをほぐす意味があります。

指を立てるのは、指立てをすれば姿勢のよい姿になるけれども、しないと背中が伸びない姿勢となって、背中の上下の筋肉を動かすことができないからです。したがってマッサージ効果が薄れます。

肩こり、背筋痛、肩甲骨間部の凝り、腰痛症、糖尿病の運動療法や運動不足解消に行います。

3 レッグリフト（Leg lift）

＝脊椎疾患、腰痛症、内臓下垂、パーキンソン病などに効果

これは雑誌「壮快」で紹介されたフィジカルトレーナーの石川英明先生の記事を参考にして、患者指導に使ってきたものです。その成果に驚いています。

私はこれを２つの方法で指導しています。

＊1 スロー・レッグリフト

一つ目はスロー（Slow）・レッグリフトです。次図のように行いますが、声を出しながら10数えると、それがよい呼吸法となり、さらによい効果を生み出します。

この運動は脊椎を支える深層筋の大腰筋を鍛える運動です。この筋肉が衰えると腸や子宮が下がってしまいます。また呼吸にも影響が及び、さらには精神状態までも不

安定になります（次項の症例）。

背中の凝り、腰痛といった現代人の病気や猫背などの姿勢にも影響が出ます。

疾患名を列記すると、脊椎骨粗鬆症や脊柱間狭窄症などの脊椎疾患、腰痛症、内臓下垂、パーキンソン病など脊椎の変形を認める疾患などです。

ただし、パーキンソン病の人はこの動作が苦手です。大腰筋までも強直しているのでしょうか。できない人もいます。

＊２ ファスト・レッグリフト

２つ目はファスト（Fast）・レッグリフトです。これは私が応用したものです。左図のような馬の後ろ蹴り動作に似た運動を10回程度します。増減は自由です。

すると、その場で腰痛症（脊柱間狭窄症やヘルニヤ、梨状筋症候群なども）が和らぎます。まずは腰痛が生じたときにお試しください。

レッグリフト

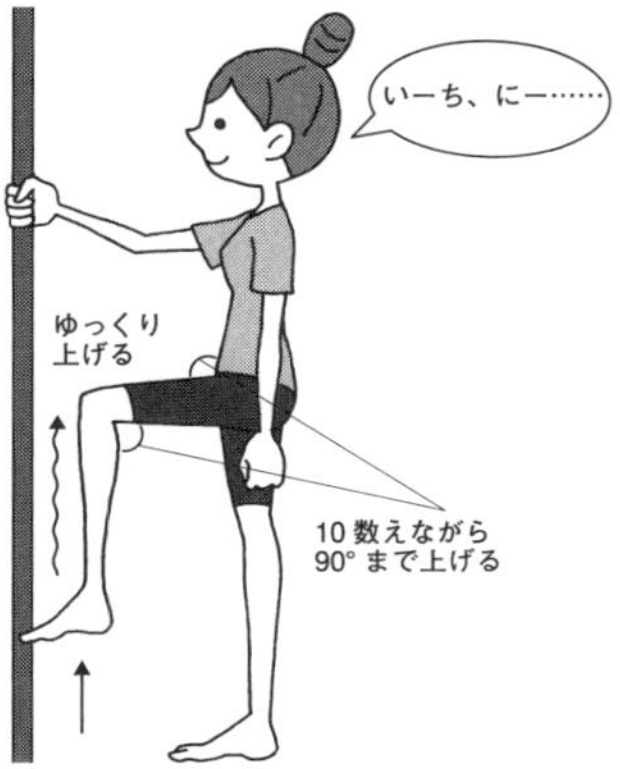

スロー・レッグリフト

①直立して、イスの背もたれやポールなど安定したものにつかまります。
②声に出して10数えながら、片膝をゆっくり上げていきます。
③膝と股関節がそれぞれ90度になるまで上げます。
④10数え終わったらおもむろに下ろします。
⑤反対側の膝も、同じように行います。

ファスト・レッグリフト

①股関節を軸に膝を素早く前に持ち上げ､膝も股関節も90度まで曲げます。
②その位置から膝を素早く下ろしていきます。
③そのまま足を床に下ろさずに、足裏を後ろに向かって蹴ります。
④片足につき、10回程度行います。

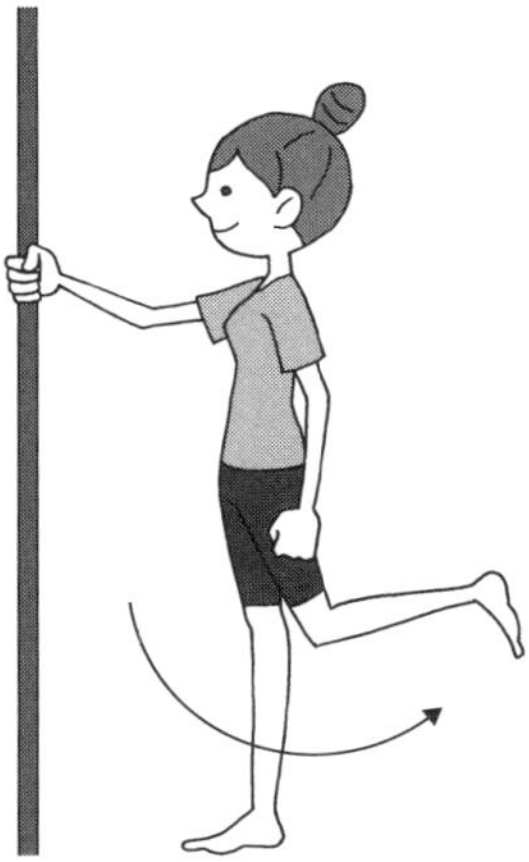

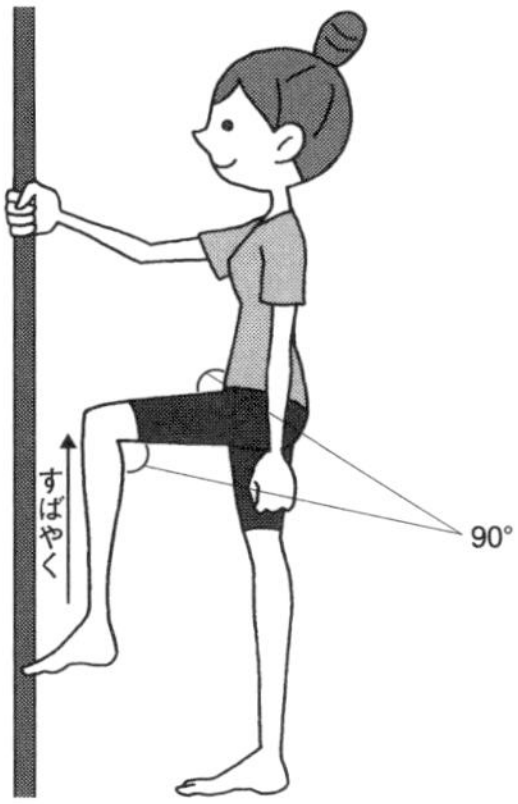

＊３ レッグリフトで改善した内臓下垂症例

立ち座りができず、会話も困難、便意・尿意がわかりにくい。ガスが異常に溜まる、下腹部の痛み・しびれなどで寝たきりに近く、何年間もドクターショッピングを繰り返していた中年男性の例です。座れないのでベッド上で問診をしました。極端な痩せ状態（ＢＭＩ：１５・３）でした。それまで診断もついていませんでしたが、私は内臓下垂と仮診断しました。デルマトーム理論に則りチクチク治療を開始し、帰りにレッグリフトを指導しました。１週間後には体重が４００g微増しました。その日、パンなどの小麦・乳製品・油の禁止とニンジンりんごジュース・おかゆ・みそ汁を勧めました。

その結果、23日後には体重が一気に２・５kgも増え、座れて元気な姿となり会話も普通にできるようになりました。歩行もスタスタ、便も毎日順調に出て、おなかの不快感も軽くなりました。この結果を見て、５年間も飲んでいた精神科の薬や漢方をやめる指示を出しました。

37日後、動いたり走ったりも自由となり、65日後には体重も４kg以上増え、仕事もし過ぎるまでに回復しました。この間、治療は5回だけでした。この回復の速さはチクチク治療に加え、インナーマッスルの強化が回復につながったと考えました。

4 ワンステップ運動＝足腰鍛錬法

これは家にある階段を利用して、１段だけの昇降を繰り返す運動です。膝が悪い人にはきついですが、その場合は小さい段差を利用してするのがいいでしょう。

とかく膝が痛いと動かさなくなり、廃用性萎縮（使わない筋肉・組織は痩せていく）の道を進んでいく可能性があります。そういう場合でも、少しでも動かすことで廃用性機能低下を防ぐ必要があります。

足踏みもそうです。運動不足解消に役立ちます。こうした取り組みは、入院中でもベッドわきでもできる運動をと考え、考案したものです。

外で歩けなくても、いつでも歩ける準備をしておかなくては、リハビリをしてからでは遅すぎると考え、「つま先しゃがみ運動」を手始めにいくつも考案してきました。外でなくても自宅でできます。これが家庭療法の真髄だと思っています。

5 西式・甲田式体操

西式・甲田式体操のなかから、おすすめの体操3つを図でご紹介します。

金魚運動

①平らな床に仰向けに寝ます。
②足先をそろえて、床と直角になるように足首を反らします。
③金魚が泳ぐように、腰を小刻みに左右に振ります。
・イメージとしてはお尻をスリスリスリと動かす感じです。
・１分間くらいやります。
・１日に何回行ってもOKです。

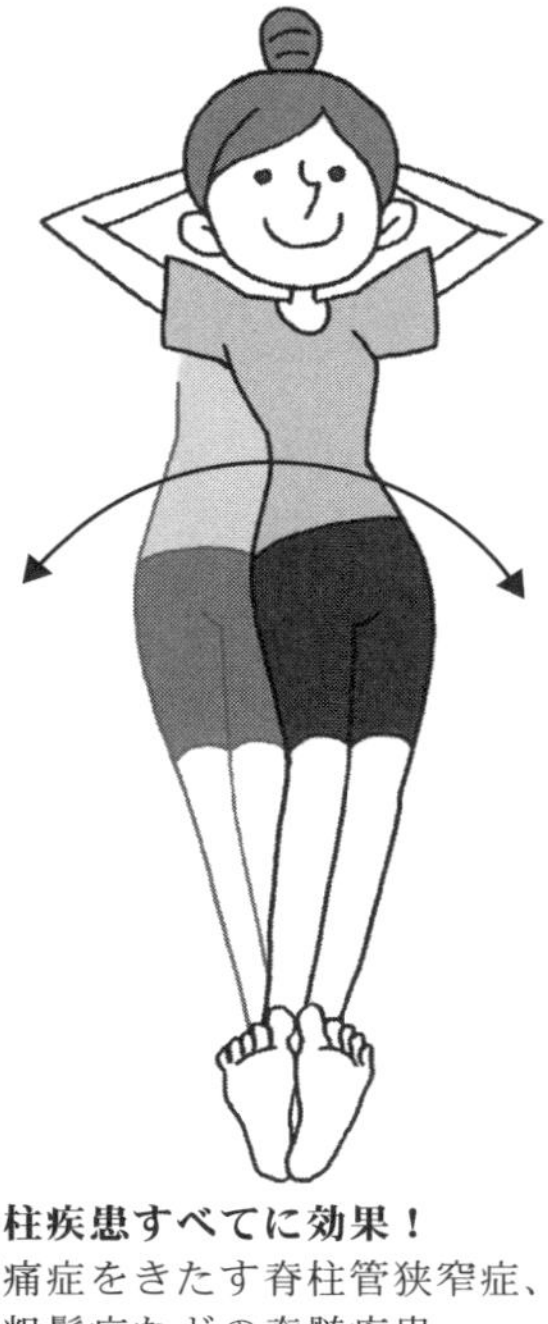

■脊柱疾患すべてに効果！
・腰痛症をきたす脊柱管狭窄症、脊椎骨粗鬆症などの脊髄疾患。
・腸を刺激するため、免疫力アップ、便秘症、自律神経調整の効果も。

かえる体操（合掌合蹠《がっしょうがっせき》体操）

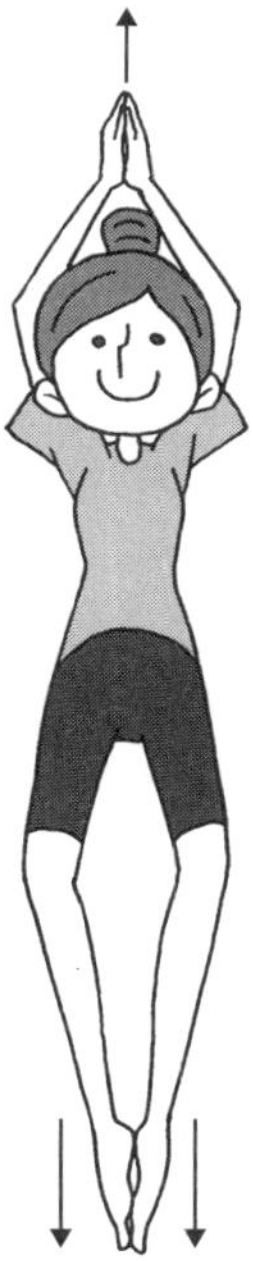

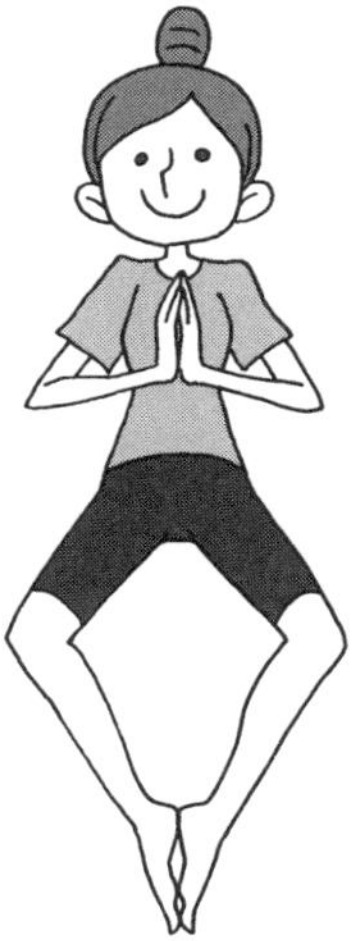

①仰向けに寝ます。
②手の平を胸の前で合わせ合掌します。
③膝を曲げて、足裏同士をくっつけ（合蹠）ます。
④手は合掌したまま、頭の上まで伸ばします。
⑤同時に、足裏をくっつけたまま膝をできるかぎり伸ばします。
⑥手足を縮めて、②③の姿勢に戻ります。

この伸ばし縮みを十数回繰り返します。

■四肢関節の柔軟体操
・下半身の歪みや骨盤矯正。
・股関節疾患の股関節拘縮予防に。
・合掌している手首を前後に回せば、前腕を柔軟に。
・合掌している指同士で押し合いをすれば指が柔軟に。

ブルブル体操

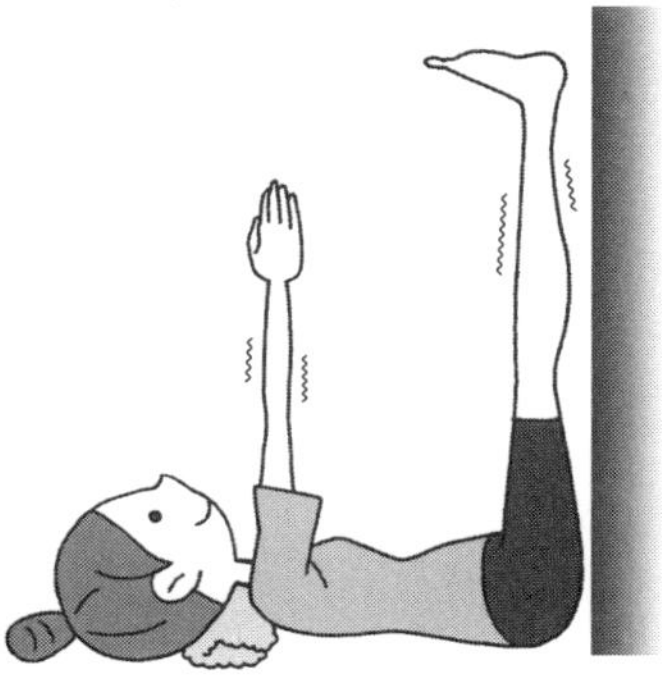

①仰向けに寝ます。
②両手・両足を垂直に挙げ肩幅に開きます。
③肩・股関節の根本を基点にして、上下肢を細かくブルブルと振動させます。
④約１分間、ブルブルを続けます。

■血液を循環させ、酸素を供給
・ガン対策に。
・下肢静脈瘤、リンパ浮腫、膠原病、リウマチの予防・改善。
・むくみ、立ち仕事での足の疲れ、歩行の疲れ、霜焼けなどにも効果。

6 小刻みトントン
=下肢血流改善・筋力強化に効果

左図のように、タオルで作った足枕の上で足首を小刻みにトントントントンと打ちつける運動です。

足首を大きく上から落とすのが、この運動の元祖である西式健康法の「足首トントン」の特徴ですが、「小刻みトントン」は小さく上げ下げを繰り返しスピーディに行うのを特色とします。

これにより、足、下腿、大腿、股関節、腰、臀部、腹筋、腸腰筋などの血流を促進させます。実際、足から腰、お尻、腹筋まで全ての下半身の筋肉が使われていることがわかります。したがって、筋力も鍛えることができます。

下半身の筋肉は体全体の3分の2はありますから、全身の血液循環に寄与します。

小刻みトントン

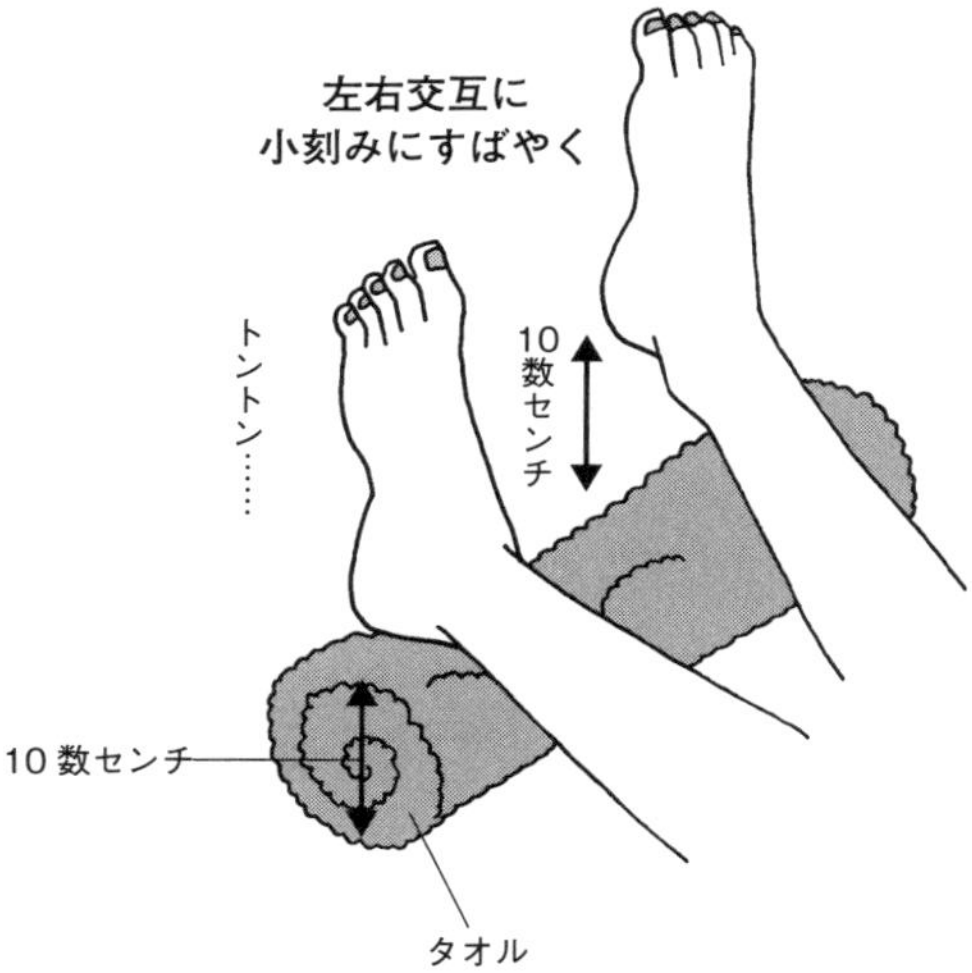

①タオルを直径十数センチの足枕になるように丸めます。
②仰向けに寝て、タオルの足枕を足首の真下に置きます。
③下肢全体を伸ばした状態で十数センチ上げて足首を小刻みにトントントントントンと足枕に打ちつけます。約１分間します。

コツ：脚の上げ下げの幅を小さくして、
スピーディに繰り返します。

■下肢の血流促進で全身に効果

・下腿静脈瘤、脊柱間狭窄症、梨状筋症候群、股関節疾患、脚の冷え性など、下半身の疾患の予防・改善。
・リンパ浮腫、ムクミなどの改善にも。

7 バイバイ体操、カカト回し

＝梨状筋症候群・股関節疾患に効果

これは梨状筋症候群における予防・回復を目指す体操です。梨状筋症候群とはおしりの梨状筋の廃用性萎縮又は機能低下で坐骨神経痛を伴うこともあることから、腰椎ヘルニアや脊柱管狭窄症と診断されることの多い疾患です。当クリニックでは今までに４００例以上治療してきました（全症例の８％以上。脊柱管狭窄症は３００例以上治療経験あり）。

同じ動作をするのですが、寝てするのを「バイバイ体操」、立ってするのを「カカト回し」と呼んでいます。

１週間でうまくできるようになる人もいます。このような人は改善しやすいのですが、そうではない人は回復までに時間がかかることを覚悟しなければなりません。

股関節疾患の場合は、次項の「開脚体操」とセットでする必要があります。

バイバイ体操&カカト回し

バイバイ体操

①仰向けに寝ます。
②両足を肩幅に開きます。
③片方の足のつま先を内側、外側と交互に振ります。
④内・外に50回振ったら、反対の足も同じように行います。

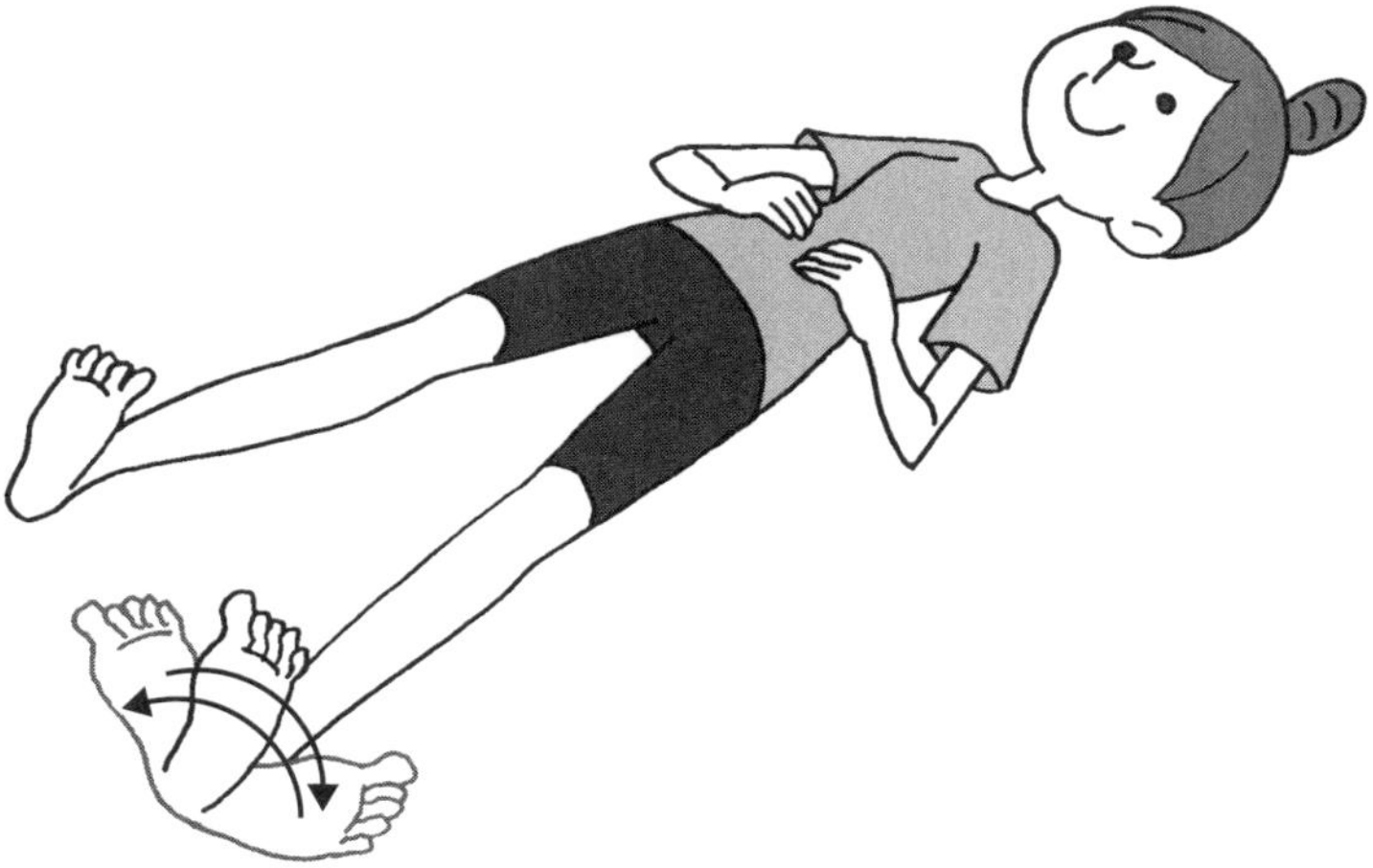

カカト回し

バイバイ体操を立って行うのが、カカト回しです。
①姿勢を正して真っ直ぐ立ちます。
②片足を少し前に踏み出し、そのカカトだけを床につけてつま先を上げ、膝は伸ばしておきます。
③カカトを軸に、つま先を左右に内・外、内・外……と振り、これを50回繰り返します。
・梨状筋症候群の場合はこのあと、その場足踏みを30秒します。股関節炎を合併していたら動作がノロく、回旋角度も正常側に比べて狭まっています。

8 開脚体操 ＝股関節疾患に効果

仰向けに寝て、膝を立てます。両膝をつけた状態から少しだけ開き、再び元に戻した状態までを1回として、約50回素早く繰り返します。

股関節を開きたくても開けないのが股関節疾患ですから、この小刻みな開脚・閉鎖・開脚・閉鎖の素早い繰り返し動作を行うことによって股関節の緊張を解き、滑らかな関節面を確保しようという狙いがあります。はじめ痛くて開脚できなかった人でも、この体操をした直後には、開脚が容易になっていることを実感します。

私の考え出した体操・運動の基本は「小刻み」にあります。小刻みトントンなどの新しいネーミングをつけた体操は、全て小刻みをベースに考え出していますので、その点に注目して読んでください。

9 膝ブラ体操＝膝疾患対策

膝の痛みを訴える人は、椅子から立つときに難渋します。それは、関節面が滑らかな状態になっていないために、いわばゴリゴリと擦れて痛むからだと思われます。

そこで私は立ち上がる30秒前に、座った状態で足を地面から少し宙に浮かし、膝小僧を手で持って前後左右に小刻みにブラブラ揺することを勧めています。

ここでも小刻み動作が基本となります。これを立つ直前に行います。片方30秒です。両側悪い人は合わせて1分の体操となります。

もう随分と前から膝ブラを指導していますが、これで駄目だったという人は聞いたことがありません。膝関節の準備体操ですから、バス、電車、車の中でちょっとだけして終わりますので、まずは試みてください。

10 足タップ体操＝「旅行者血栓症」予防対策

これはエコノミークラス症候群（肺血栓塞栓症）の予防体操として考えました。特に海外へ行く人に教えたい手軽な運動です。これも小刻みがベースになっています。

まず座席に座った状態でカカトを床につけて基点とし、つま先を上げたり下ろしたりを、トントントントン……と素早く繰り返します。この動作で、すねの前の筋肉（下腿前脛骨筋）が収縮を繰り返します。つまり筋肉運動が起こります。

今度はつま先を基点に、カカトをトントントントン……と床に打ちつけます。これによってふくらはぎの筋肉の収縮が起こります。こうして、下腿の前と後ろの筋肉運動により静脈血栓症を防ごうという試みをしています。

日頃の運動不足の人でも、仕事中に貧乏揺すりをする代わりに足タップ体操をすれば、脚の疲れも軽減されるでしょう。

11 尻すぼめ運動＝尿漏れ予防

これは尿漏れや子宮脱の改善・予防の運動で、とても効果のある運動です。

やり方は、背もたれのある椅子に、背もたれを抱え込むようにして、両脚を開いて椅子にまたがって座ります。つまり、通常の座り方の反対向きに座ります。そうして背もたれを抱え込んだまま、前のめりになり、肛門をすぼめたり緩めたりを繰り返すのです。結構、力が要ります。

抱え込むことによって力が入りやすくなることがわかります。こうして、子宮脱や直腸脱の治療にも使っています。尿漏れの人にはぜひ試みてほしいと思います。

Ⅱ 上半身を鍛える運動療法

上半身を鍛える体操には、首・肩・背中の筋肉、肩関節、頸椎などに生じた病変を改善することを目的に考えています。

1 頸椎強化の体操

*1 首体操Ⅰ

この体操は首、肩こり、頸椎病変に対し指導しています。前屈・後屈、左側屈・右側屈、首回旋運動の3通りの動きを頸椎に与えるものです（左上図参照）。この運動も

首体操Ⅰ

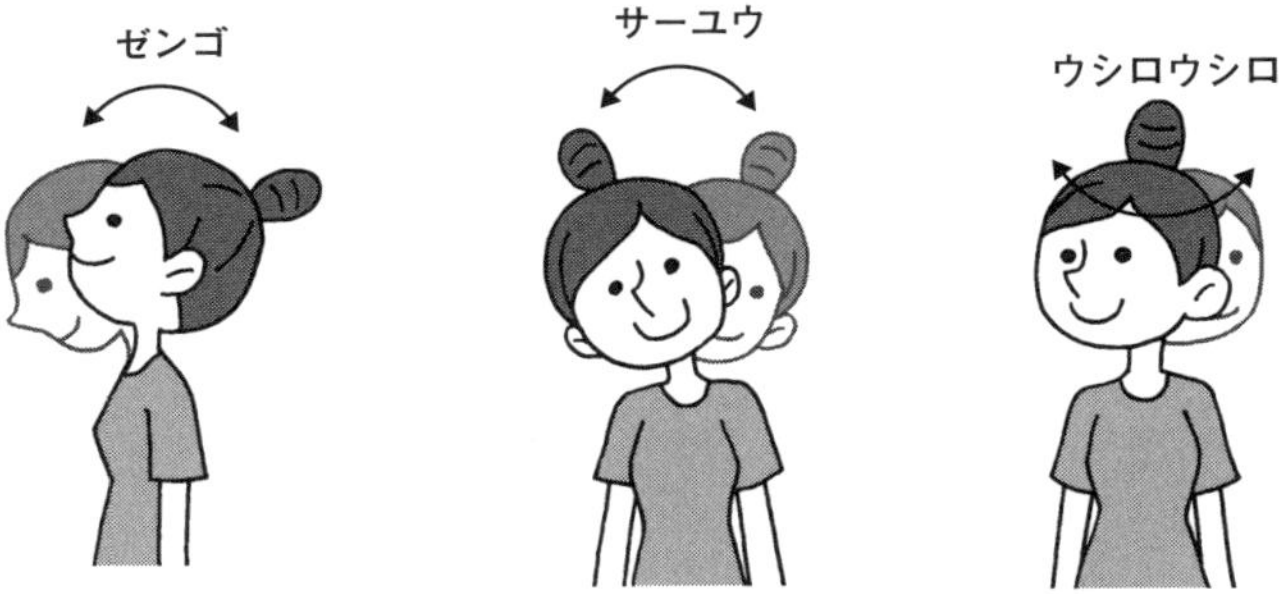

①「ゼンゴ」といいながら、頭を前後にゆっくり小刻みに傾けます。
②「サーユウ」といいながら、頭を左右に傾けます。
③「ウシロウシロ」といいながら、イヤイヤをするように首を左右に振ります。
・ボキボキ・ゴリゴリと音をさせて動かしてはいけません。頸椎や筋肉に無理な負荷をかけないようにします。

「小刻み」を心がけます。

これでよくなった人の話をします。頸椎椎間板ヘルニヤで第二指から第五指までしびれるという男性です。特にうつむくと出ます。

３年間のチクチク療法でしびれは治ったのですが、髭剃り時、鏡に向かって顎を突き出す姿勢で手のしびれが再発します。そんなとき、この首体操を50回ほどすると治るそうです。１年以上も同じようにして治していっています。

このような簡単な体操で、治せる方法が見つかれば心強いですね。

＊２　首体操Ⅱ

首体操Ⅰをするには頚椎に負担がかかるという人には、もっと軽い首体操を教えています。特に頚椎症性神経根症の患者です。

前後屈・左右側屈・首回旋運動の３つの動作を、それぞれ単独に小刻みに行う方法です。例えば、首回旋運動なら「イヤイヤ」をするような仕草で、素早く首だけを回旋させます。前後運動なら前と後ろへ、小刻みに頷くように素早く動かします。左右側屈はメトロノームみたいに頭を左右に小刻みに振ります。

いずれも小刻みにゆっくりとリズミカルにします。必要以上に倒さない、ということがコツです。いわば、首の各方向への小刻み動作ですね。

＊３　首おしくら運動（等尺性運動）

これは整形外科でも頭と手を使って、押し合いっこする運動として知られています。「等尺性抵抗運動」とも呼ばれます。私はわかりやすく「首おしくら運動」と名づけて指導しています。

この運動で頚椎を取り巻く全ての筋肉の強化が図れます。頚椎を支えるのは首周り

首おしくら運動

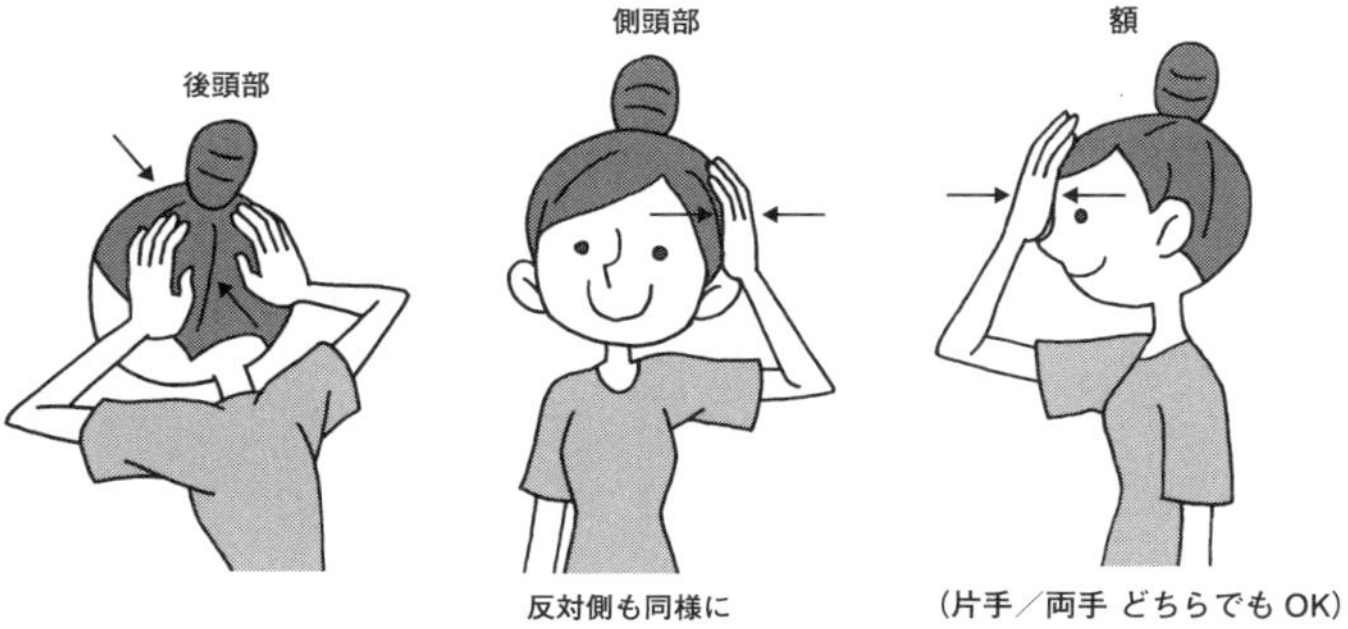
後頭部
側頭部
額
反対側も同様に
（片手／両手 どちらでも OK）

手と頭の押す力が均等になるように、押し合いをします。
・１回わずか２秒くらい。それを繰り返します。

の筋肉です。それを強化しなくなると、首が前に出て猫背のような姿勢に近づきます。それを食い止めるのにこの運動が役立ちます。

また、これは首のしわ取りにも役立ちます。この運動を教えるまではハイネックで首を隠していた女性が、この運動によってしわが減り首を出して歩ける、といって喜んでくれました。それ以後、首のしわ取り体操としても教えています。

もう一つ、役立った例があります。胸鎖乳突筋（顔を横に向けると浮き出る首の側面の筋肉＝ＳＣＭ。51ページ図参照）という首の筋肉が異常緊張して首が傾き、首や頭の位置を正常に前向きに保てない病気があります。これを「痙性斜頸（頸部ジストニアともいう）」といいます。

この病気に対してこの運動を半年以上続けたら、片方の胸鎖乳突筋の筋腹がわずかに出現し、首の傾きも改善していました。その間、私のチクチク療法は全く行っていませんから、この運動のお蔭であるとわかります。筋肉は使わないと廃用性萎縮や廃用性機能障害（低下）をきたしますが、重要な筋肉ほど回復するのが早いということがこの症例で分かりました。

それは、インナーマッスルを鍛えるレッグリフト（125ページ参照）でもそうです。レッグリフトという動作は、生涯意識しないとやらない動作です。ですから知らない間に腰痛や猫背が起こってくるのです。しかし、再生回復も早いのです。それは重要な筋肉だからこそ、鍛えれば早いと考えられます。先に紹介した内臓下垂症例からも素早い回復が見て取れます。この運動も短時間でできますので、ぜひ取り入れてみましょう。

2 肩・肩甲間部の凝りを取る体操

膏肓の位置

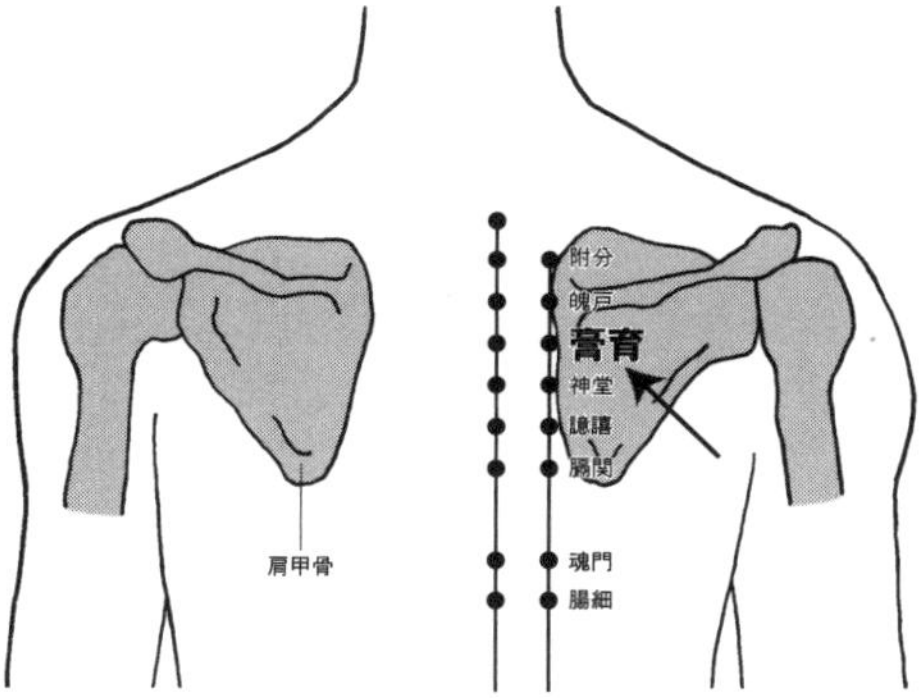

第４・第５胸椎棘突起間の外方にある肩甲骨内縁のツボ

肩こりの特効ツボは胸鎖乳突筋（ＳＣＭ）真ん中後縁の天窓穴《てんそう》（51ページ参照）です。

また、肩こりや首こりに加え、肩甲骨の内側が凝る人が結構多く存在します。

特にツボでいうと「膏肓《こうこう》」という場所（上図）で、押すとすごく痛がる人がいます。こういうツボを知っていたら、それこそ自己チクチク療法の適応です。

凝ったと感じたらすぐチクチク刺激をして

ください。

しかし、わかりにくい人でもドライヤー療法というのがありますので、諦めることはありません。そのような道具がないときには、以下に述べるような道具を使わない体操で切り抜けましょう。

そして帰宅したら、温熱シャワー療法や自己チク療法でしのいでみましょう。

では肩こりの体操から説明していきます。

＊1　肩体操＝凝り取る（コリトル）体操1

これは3つの動作からなっています。

1つ目は、肩すくめです。名のとおり肩をすくめます。約1秒ごとにすくめる、緩める、すくめる、緩めるを繰り返します。立っていても座ってもできます。

2つ目は、ポパイのように両腕を90度以下に曲げて、力こぶを見せるような格好をします。わかりやすくいうと、敬礼を両腕でしている格好です。その状態で、両側の肩甲骨を真ん中に引き寄せます。グーッと引き寄せて脱力します。また同じことを繰り返します。

何回したらいいかは、「肩が軽くなるまで」といっておきます。すぐに軽くなる人もいますので、自分に合った回数でしてください。

３つ目は、先に述べた「指立て体操」です。この体操は速効性があります。肩の辺りがポカポカしてくるのが感じられるでしょう。

ここで述べた２つ目まではストレッチです。３つ目は反復体操で、血流を素早く改善させることが可能です。ストレッチで緊張をほぐし、反復体操で血行をよくします。

この２本立てで、とりあえずはピンチを脱しましょう。

＊2 ひじまる体操＝コリトル体操2

この体操はテレビでも紹介されました。ご存知の方もいると思います。

どちらかの手で同じ側のシャツの襟首をつかみ、肩関節を中心に肘が円を描くようにグルグル回します。反対向きにも回します。肩甲骨を動かせたらベストです。肩関節を回す運動は可動域が広ければ広いほどいいのですが、できない人もいます。この場合は無理をせず、小さい円ですませます。10回を目安にしましょう。五十肩は可動域が制限されているので無理はできませんが、しないとますます廃用性機能障害に陥ってしまいます。段階的に大きくしていくことが重要です。

次に、両手を使う方法です。左図のように、それぞれ水泳のクロール、バタフライ、背泳ぎのような3つの動作を10回ずつします。

この体操は、肩関節、僧帽筋、肩甲間部、鎖骨が同時に動作しますので、肩こり、五十肩、胸郭出口症候群などに役立ちます。

ひじまる体操（両手を使う方法）

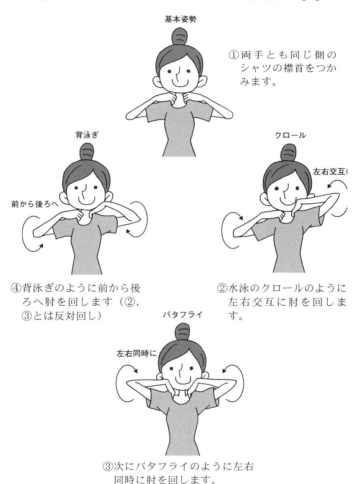

①両手とも同じ側のシャツの襟首をつかみます。

④背泳ぎのように前から後ろへ肘を回します（②、③とは反対回し）

②水泳のクロールのように左右交互に肘を回します。

③次にバタフライのように左右同時に肘を回します。

⑤以上の②～③の動作を10回繰り返します。

3 五十肩のリハビリ体操

五十肩には、さきの「ひじまる体操」以外にも私が考えた体操があります。それを披露しましょう。

五十肩は、腕を外へ上げられない（外転困難）。後ろへ手が回りにくい（帯結び、ヘアーブラシがしにくい）、バンザイしにくいなどの症状があります。それらのしにくい動作をあえてする逆行療法です。しかし、これも小刻みが基本です。

＊1 ルディングトン体操

五十肩の診断法にルディングトン・テストというのがあります。

バンザイの姿勢から両手を頭の後ろに回し、両手指先を後頭部で突き合わせた格好

ルディングトン体操

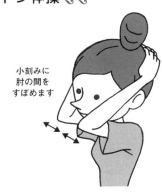

①バンザイの姿勢から両手を頭の後ろへ回します。
②頭の後ろで、両手の指先を突き合わせます。
③両肘を前に突き出し、頭を抱え込む姿勢をとります。
④両肘を小刻みに素早く開いてはすぼめます。
これを50回くらい反復します。

をします。正常なら、両肘を後ろへ最大限に引っ張れます。ところが、上腕二頭筋腱に問題がある場合、それができません。そのときテストは陽性となります。

このルディングトン・テストにヒントを得て考案した体操（上図）を50回ほど繰り返すと、その直後に肩の可動域が増しているのがわかります。股関節の開脚体操と似ています。

＊２　肘バイバイ（内旋・外旋体操）

正常な人は、次ページ図の腕で円弧を描く動作を胸から90度過ぎまで楽に行えますが、五十肩の人はできません。

肘バイバイ

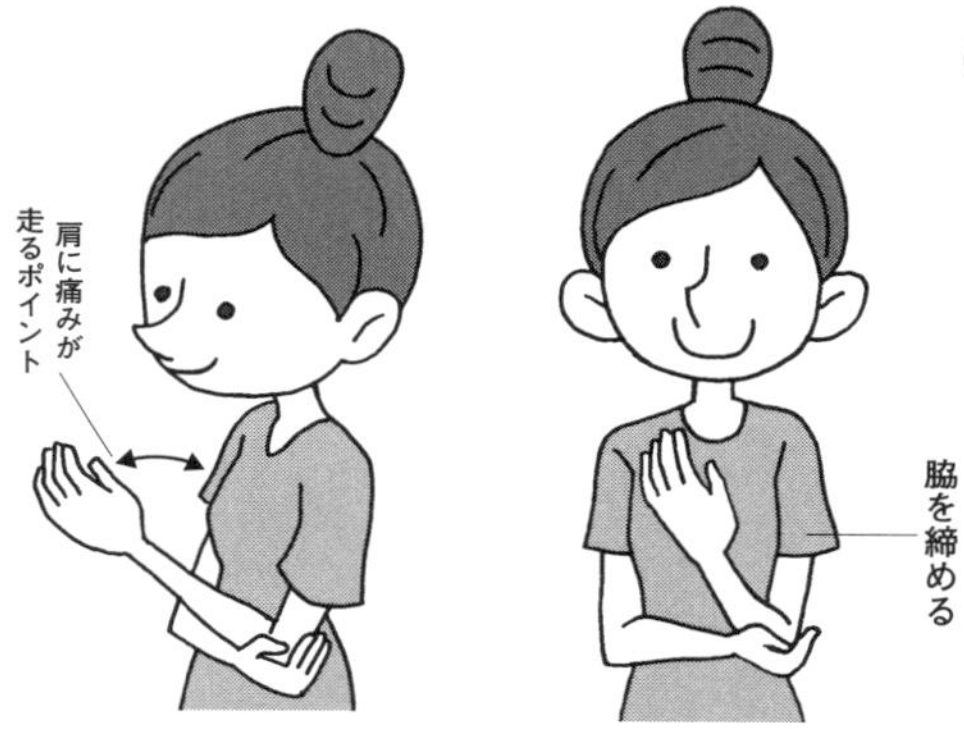

①脇を締めた状態で、肘を曲げ、肩が痛いほうの手を胸に当てます。もう片方の手で肘を支えます。これを50回行います。

②肘を中心に円を描くように手を前に持っていきます。

③肩に痛みが走る直前のポイントと胸との間で、手を往復させます。これを50回行います。

そこで、小刻みな無理のない動作を繰り返すことで可動域を広げる、この体操を行います。

肘を中心にバイバイする仕草に似ていることから名付けました。

上腕二頭筋腱を優しくマッサージするような効果があり、血行改善がもたらされ、可動域の改善につながります。

＊3 肩外転体操

これは、その名のとおり、腕を外側に挙上する（外転）動作ができない人にしてもらう体操です。

まず痛みが現れる直前（外転ポイント）

チクチクポイント　腋窩神経ポイント

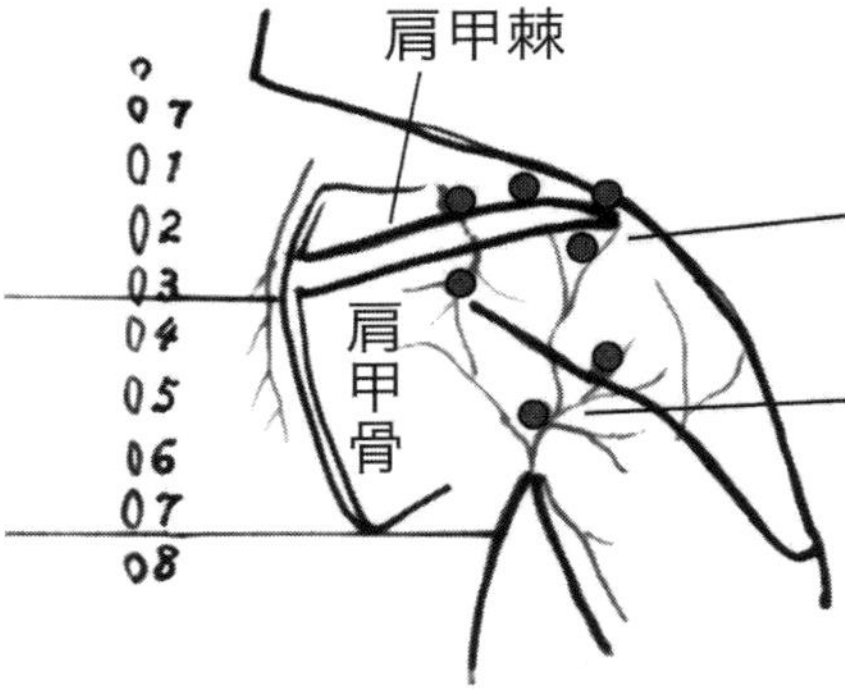

出典：『無血刺絡手技書』（長田裕、三和書籍刊）より

で外転動作をやめます。

そこで、腕を脇につけた状態（肘は曲げていても可）から外転ポイントまでの間を、小刻みに素早く反復・往復する動作を繰り返します。

これを50回ほど繰り返すと外転可動域が増えていることが確認できます。

この場合は腋窩神経に問題があるので、チクチク療法でもこの腋窩神経ポイント（上図）を刺激します。それで効果を確かめることができます。

そのあとのリハビリとして、この体操をしてもらいます。

肩伸展体操

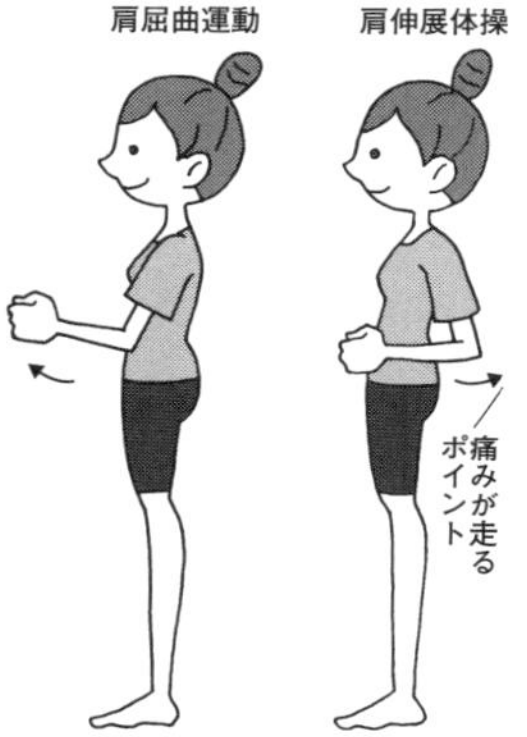

①ひじを90度に曲げて、自然体の姿勢をとります。
②腕を背中側に持ち上げていきます。
③痛みを感じたら、その手前の「痛みポイント」と自然体との間で腕を往復させます。肘を曲げた状態で行ってもＯＫです。

※肩屈曲体操は、腕を前方へ持ち上げて、同じように行います。

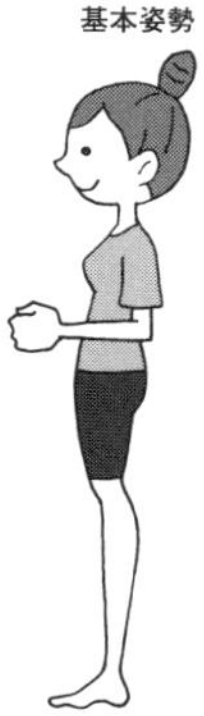

＊４ 肩伸展・屈曲体操

自然体で立った姿勢（基本姿位）から、腕を後ろへ上げるのが伸展、前へ持ち上げるのが屈曲動作となります。

この伸展・屈曲動作で痛みを伴う場合、痛みが起きる直前（痛みポイント）で止めます。この痛みポイントと自然姿位の間を反復・往復する動作を繰り返します。それによりマッサージ効果が現れ、可動域が高まります。

この動作は従来の「アイロン体操」に相当しますが、何も道具を使わないでできる体操という点で「伸展・屈曲体操」と呼びました。

第 5 章

チクチク療法と併せて行いたい家庭療法③
顔もみ療法と指根っこ回し

1 顔もみ療法

＊1 顔の神経支配

私は、自律神経を調節する家庭療法として『脳神経外科医が考案した超健康になる顔もみ療法』（マキノ出版刊）を上梓しました。ここでは、顔の神経解剖学的役割を簡単に2つ解説します。

顔の皮膚は自律神経中枢のある脳幹部の三叉神経核から支配されています。したがって、顔の皮膚に刺激を加えるとそれが直接脳幹に伝わり、そこから間脳、大脳へと伝達され、さまざまな自律神経やホルモンに影響を与え、体温、食欲、性欲、睡眠、免疫などを制御しています。

内臓臓器である心臓、肺、胃、腸、肝臓、膵臓などは脳幹の迷走神経から支配されています。ですから顔は自律神経そのものを刺激できる場所なのです。

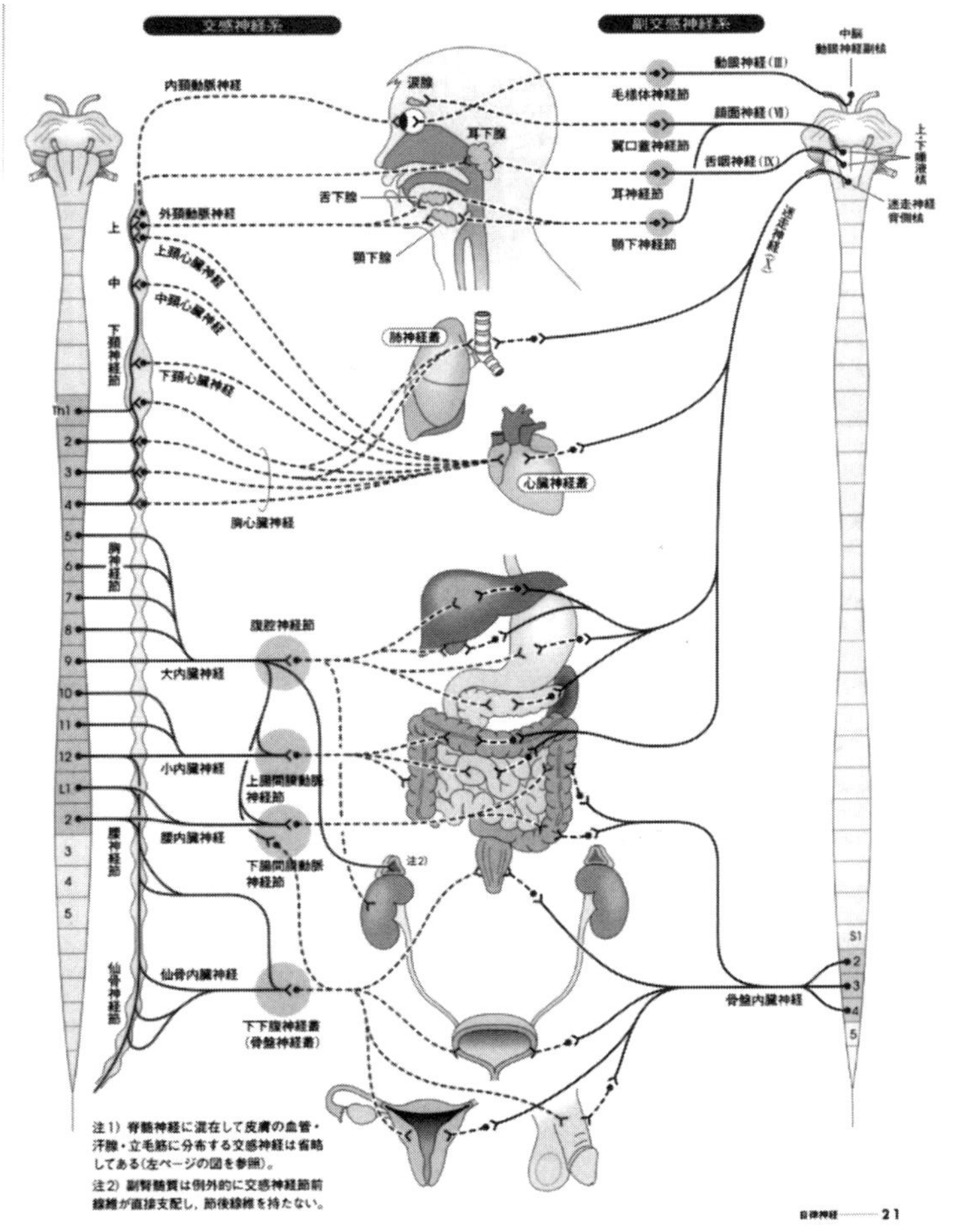

脳幹と自律神経の関係

脳幹から出る迷走神経により、胸腹部内臓諸臓器が支配されていることがわかる。

出典：人体と正常構造と機能　Ⅸ神経系（2）日本医事新報社

具体的には、自律神経が整うことで、心身がリラックスし、頭や体が軽くなり、肩こり、疲れ目、ドライアイ、花粉症、歯周病なども軽くなりますし、顔の肌の色つやにも効果があります。

＊2 顔への刺激はなぜ有効か？

拙著『顔もみ療法』でサブタイトルに書いた「自律神経の調整ポイントは顔だった」というのは、上記に書いた神経解剖学的理由からです（前ページ図参照）。

また、外来でのパーキンソン病治療のとき、顔の治療ポイントをチクチク刺激すると、〝まばたき〟や〝すくみ〟がその場で改善するのを見てきました。

そこから、膠原病、リウマチ、ガンなどの難病疾患に応用できると考えたのです。

しかも、さきに述べたように、脳幹は心臓から胃腸までの内臓諸器官の司令塔であり、その自律神経の調整に「爪もみ」が生み出されました。それならば、その自律神経中枢に近い顔を使わない手はない、と考えたのです。

ですからチクチク刺激ほどの効果はなくとも、ジワーとくる効果はきっとあるはずです。その内容は『顔もみ療法』の体験談に書かれていますので、興味のある人は、ぜひ

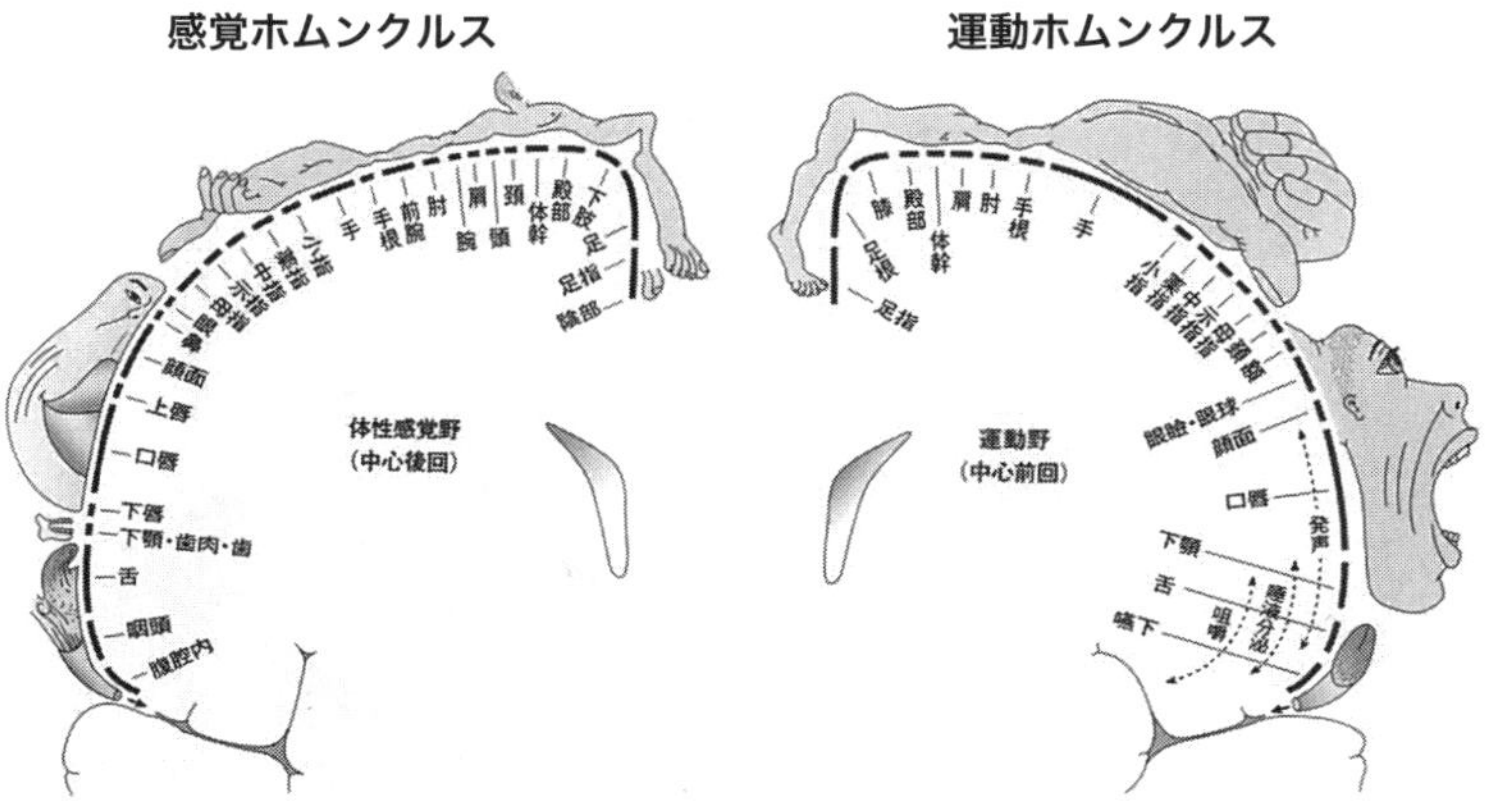

ホムンクルス絵図（大脳の前頭（冠状）断面図）
出典：ペンフィールドとラスムッセンによる

お読みください。

カナダの脳外科医ワイルダー・ペンフィールド（１８９１―１９７６）が作成したホムンクルスの絵（上図）からも、顔は手と並んで、大脳の運動・感覚中枢の大きな面積を占めています（運動ホムンクルス、感覚ホムンクルスといいます）。

顔の面積は圧倒的に大きいので脳を賦活化することは十分に考えられます。いわば、顔もみは脳幹と大脳への賦活作用からもその有効性を期待できるのです。

このように、末梢から中枢へ、そしてまた中枢から末梢組織へと効果を期待する考えは、筆者が主張するデルマトーム理論そのものです。

＊3　顔もみはどのくらいで効果を現すか？

顔もみをして、すぐに効果を発揮するものから時間がかかるものまで、個人差や病気の違いがあるでしょう。しかし、根気よく続けてください。きっと何らかの体調の変化があるはずです。人には必ず自然治癒力があります。

＊4　どこを揉むといいのか？

人差し指、中指、薬指の腹を揃え、イタ気持ちいいぐらいの強さで、押してもみます。むしろ小刻みに動かすという感じでいいでしょう。

もむ場所は、まゆ毛、下まぶたの骨のエッジ、口回りの上と下（歯茎をもむイメージで）は左右にもみます。耳の直前（髪の生え際と耳の間）は縦に上下に動かします。それぞれの動作が1回で、それを1か所30回が1セットとして、1日に2～3セットを目安にもみます。

『顔もみ療法』の本では省いたのですが、鼻もみも加えてみます。これは鼻に関する症状、例えば鼻づまり、鼻炎などの症状予防、不快症状軽減のために行います。部位は小鼻の横と鼻筋中央の頬への移行部の2か所。鼻づまりなどは非常に効果が高い場所です。

これらの場所へは毎日続けることに意味があります。女性はお化粧の関係上、朝、起床時、夜は入浴時に湯船の中で行うのがおすすめです。

また、爪が長くてもめないという人では爪を立て、ジワーっとゆっくり押圧するのもいいでしょう。これなら道具不要で、名づけて「爪押し」ですね。しかし、傷つけるほど押さないでくださいね。

＊５　どんな病気に効くか？

重要な臓器の調整ポイントのすべてが脳幹に存在します。

したがって、病気でいえば、生活習慣病とされる高血圧から糖尿病、肝疾患、胃腸疾患などなど、全ての病気が脳と関わっていますので、長期的には自ずと自然に調和された体調が築けるはずです。

自律神経を調整するには時間がかかりますので、すぐの効果を期待してはいけません。毎日の継続が大事です。１、２回で効果がないからといって諦めないようお願いします。

⊱⊱目もみ⊰⊰

目に関するトラブル全て、目の疲れやまぶたのむくみ（腫れ）に対して行います（68ページ参照）。

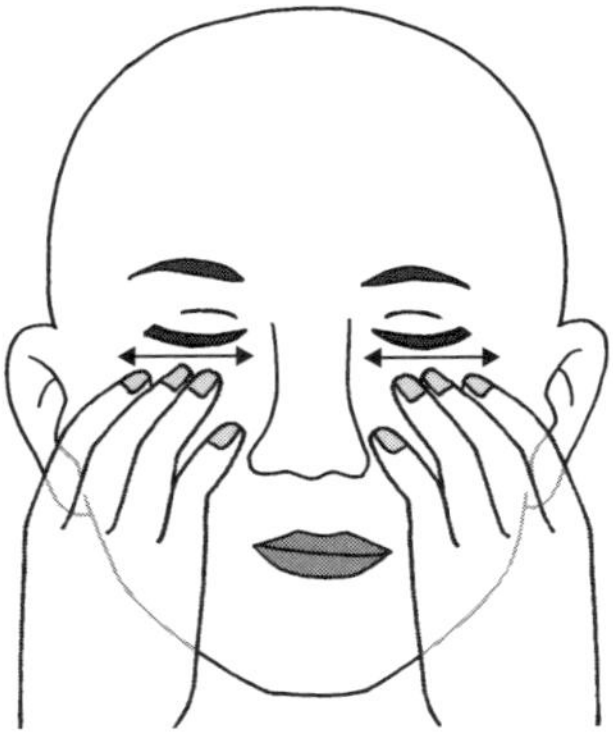

②同じように、下まぶたの骨のエッジも揉みます。

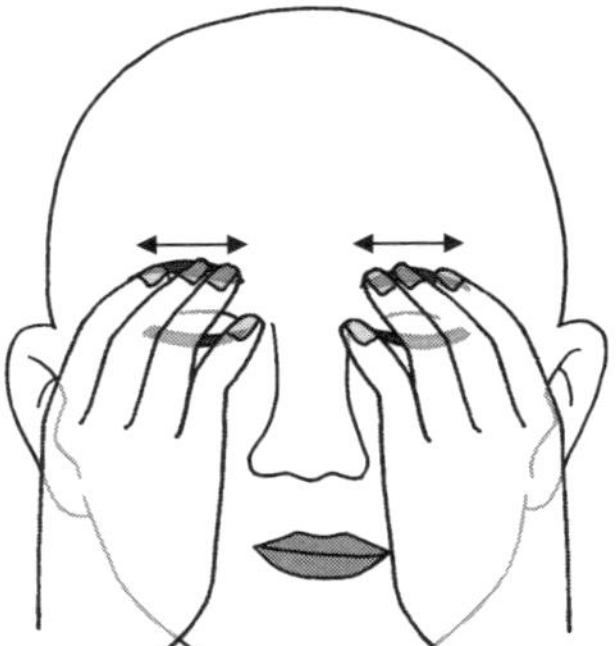

①眉毛そのものに人差し指・中指・薬指の腹を乗せ、優しく揉みます。

・それぞれ30回程度を目安に、適宜、増減します。

⊱⊱鼻もみ⊰⊰

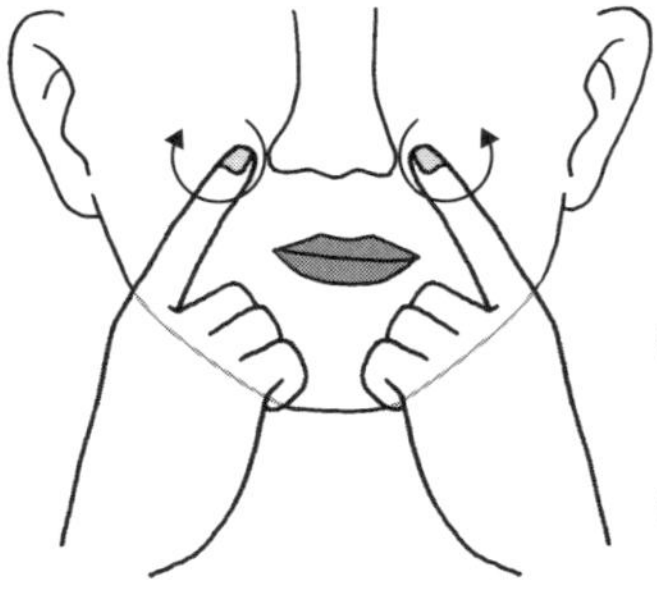

鼻づまり、鼻炎などの症状に行います。

①鼻翼に接する約1cm大のツボ「迎香（げいこう）」を、30回ほど優しく揉みます。
②鼻筋中央の頬への移行部（鼻《び》穿《せん》）をやさしく揉みます。

・A・A'・B・B'は、歯ぐきの上に当たります。

※歯肉炎などがある場合は、その部位を重点的に揉みます。

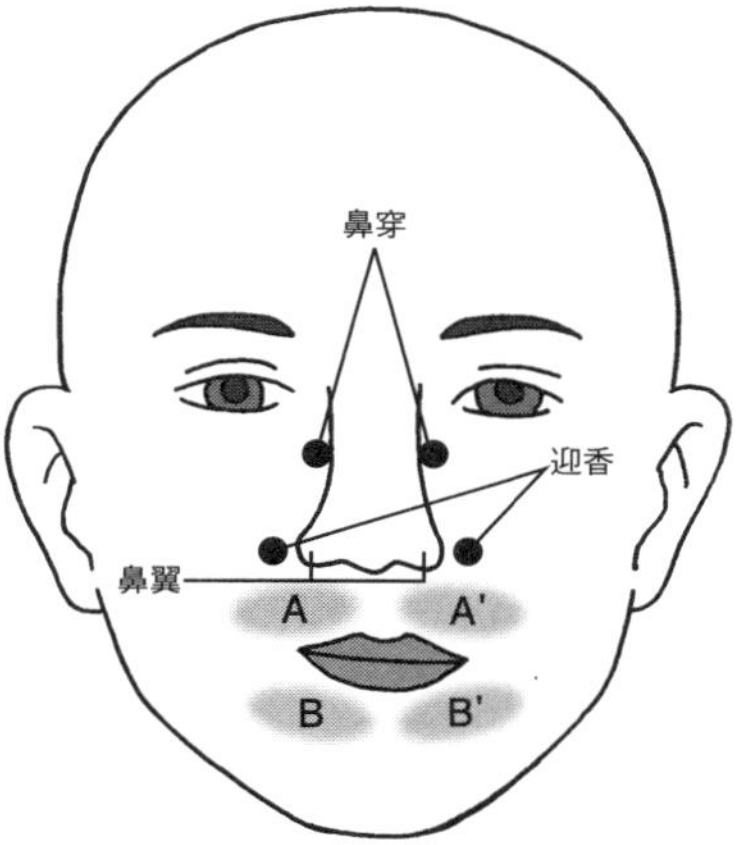

口もみ

歯や歯ぐきのトラブルを持っている場合に行います。

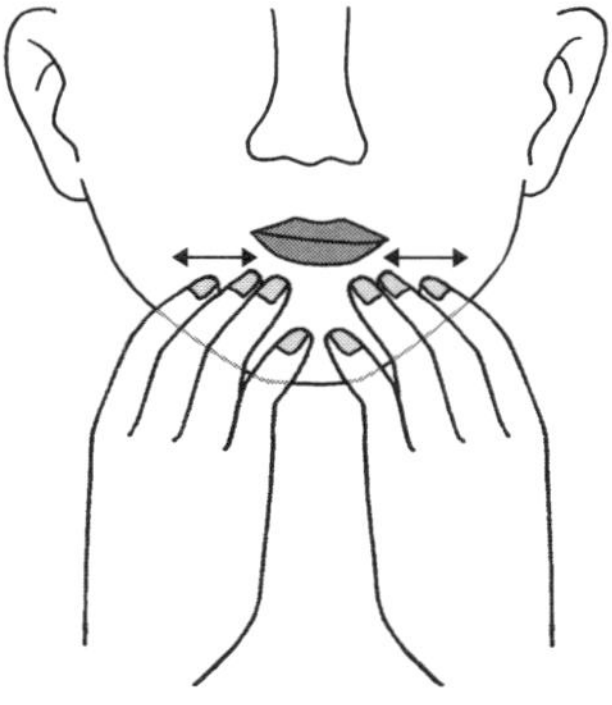

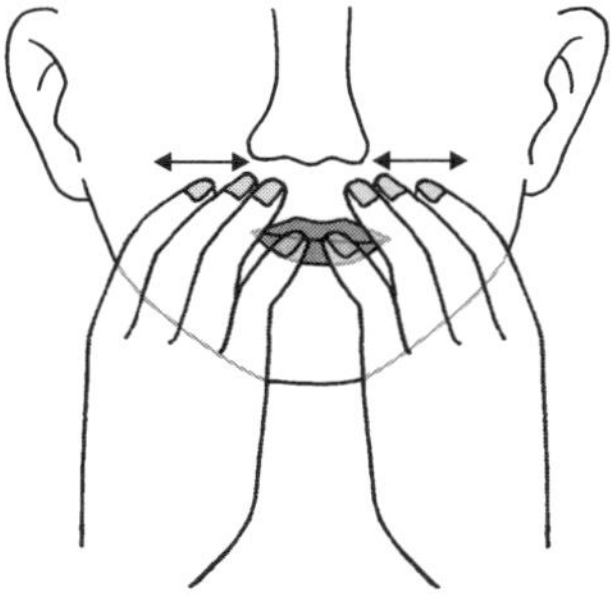

③B・B'も同様に揉みます。

①左右の指3本をそれぞれA・A'に置きます。

②歯ぐきをマッサージする感覚で、30回程度揉みます（適宜、増減してください）。

2 指根っこ回し

＊1 どのようなやり方か？

聞きなれない言葉が出てきました。それもそのはずです、私が最近名づけました。理論的根拠は次項の解剖学的理由をお読みください。

まず、やり方ですが、各指の付け根を他方の親指と人差し指で真横からではなく、斜交《はすか》いに挟みグリグリと揉みます。

時間は気持ちよくなるまで。早ければ10秒もかからず手のひらが赤くなって血流がよくなる人を観察できます。「斜交い」がポイントです。真横では効果が出ません。

多くの患者さんにしてあげると気持ちがよいといいます。

しかし、これで痛む人は、その指とその指の延長上の腱や筋肉・関節などに不具合がありますので、グリグリを少し緩めて、優しく時間をかけて回してください。

リウマチは特にそうです。やり進めていくうちに緩やかに効いてくるはずです。

指根っこ回し

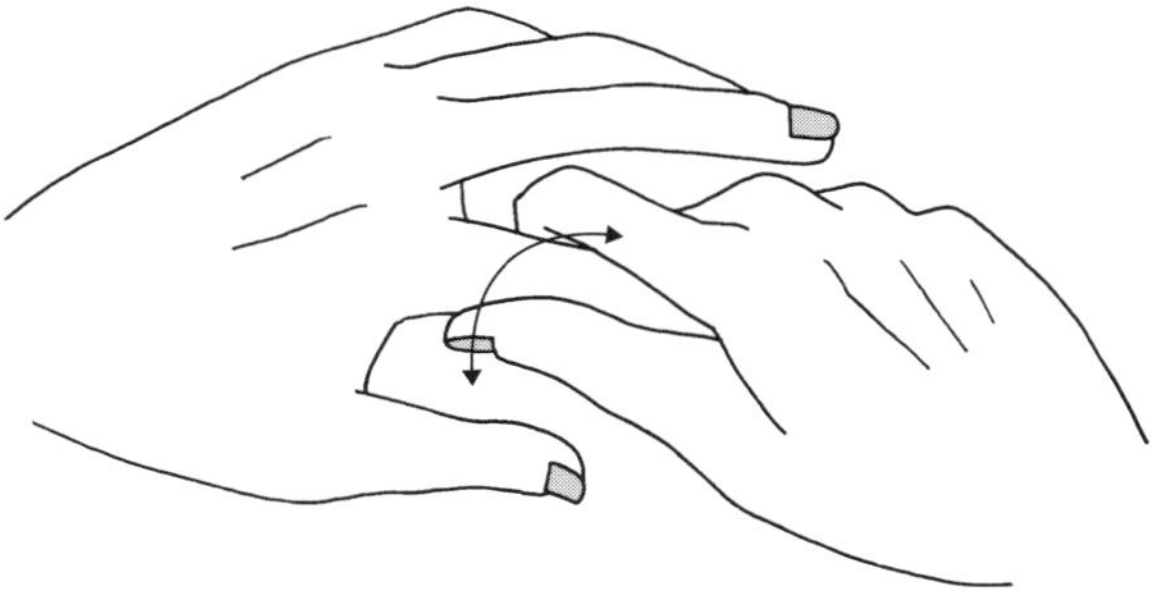

各指の付け根を、反対側の親指と人差し指で挟み、ぐりぐりと揉みます。
・揉むほうの親指と人差し指を「斜交い」にして揉むのがポイントです。
・揉むほうの手全体で包み込むようにしっかり挟み（「つまむ」ように挟むのではなく）、揉みます。
・次ページの図も参照してください。

下図のAとA'を同時に揉み、続いてBとB'を同時に揉みます。

指を前から見た図

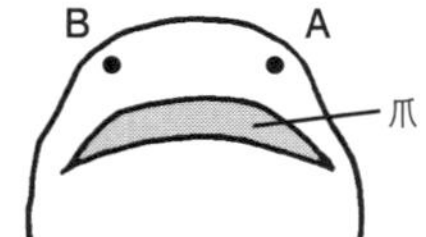

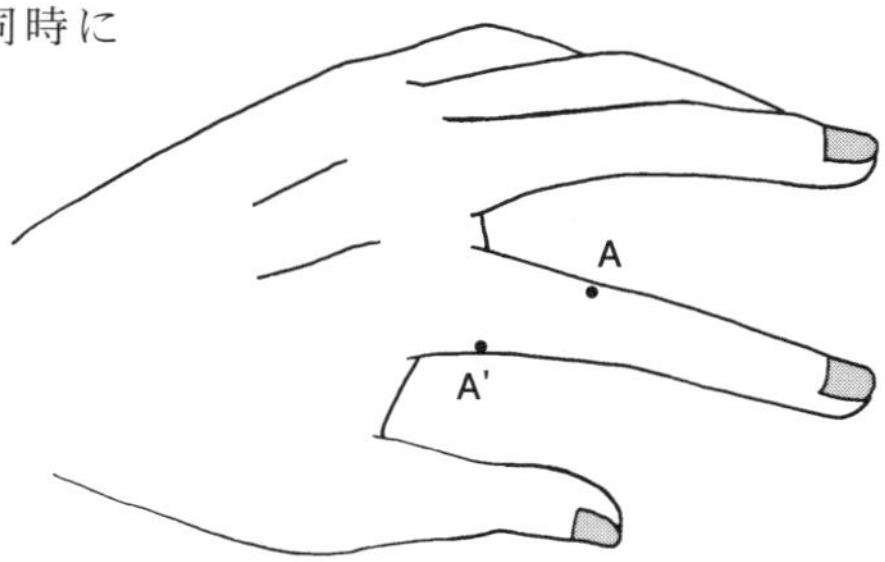

・次々ページの図も参照してください。

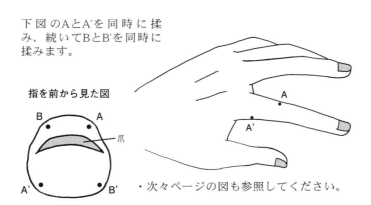

＊２　効果を示す解剖学的理由

１つ目の理由は、大脳皮質には運動中枢と知覚中枢というのがあります。感覚器官（皮膚など）で感じた知覚は脳に伝達され、そこから脊髄を介して各末梢神経に伝えられ運動器官に作用します。

さきに示したホムンクルスの絵図（１５９ページ）で見るように、大脳の運動・感覚中枢で最も大きな面積を占拠するのが顔と手であることがわかります。しかも爪の先よりも指全体のほうが、はるかに面積が大きいですね。それで、指を十本動かして刺激すれば、脳の活性化に大いにつながると考えました。

２つ目は、指の根元には指を支配する神経が表裏合わせて４本あり、同時に動静脈も併走しています。その上、これら神経血管は、指を網の目状に複雑に取り巻いています。想像しただけですごい効果を発揮しそうに感じました。

＊３　指根っこ回しの効果

私が患者さんに指根っこ回しを施術したあとの改善所見を列記します。

①リウマチ患者の指の痛みと拘縮が、施術後、痛みが消え拘縮指が曲がり出しました。

②バネ指の人もその場で曲げやすくなりました。

③5年来、外来でもボタン止めがしにくいと訴えていた80代男性が、その場でボタン止めをスッとできました。ただし、効果の持続は1、2時間だそうですが、とても喜んでいました。その後もずっと継続しています。

④リウマチの疑いのある女性で、人差し指の付け根の関節の腫れと発赤所見が、その場で楽になったうえ、自宅でも行った結果、3日で改善しました。

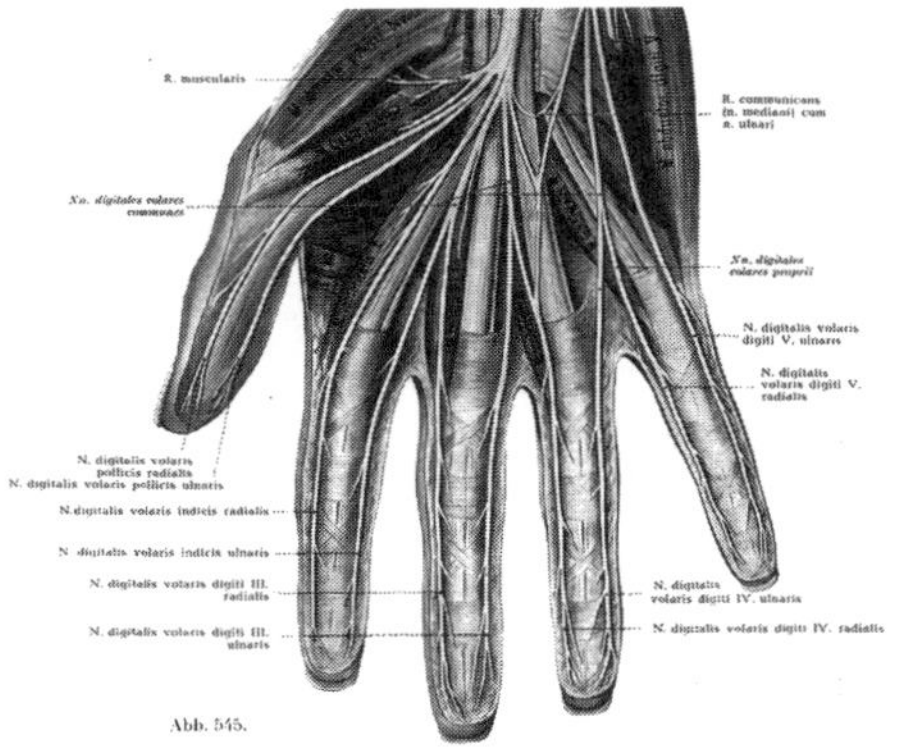

指の神経支配

指根っこ回しは、表・裏にある４本の神経のうち、対角線にある２本の神経を斜交いに挟みます。血管は神経に並走しています。

出典：Rauber-Kopsch『解剖学』より

⑤痛みで20年以上もの間、グーの手の形を作れなかった女性が、施術直後にグーができ、嬉しさで涙ぐみ感激してくれました。私もこれには感動しました。その後も、徐々に改善していっています。

⑥2か月来、頚部神経根症の指（第2、第3指）のしびれと痛みで、力が入り

にくグーをしても指先が掌につかないと訴えて来診した年輩女性が、チクチク刺激と指根っこ回しで両手の指先が掌につくようになりました。握力はというと、チクチク刺激直後には変化がなかったのですが、指根っこ回しをしたあとには6kg↓9kgとアップした上、更に握りやすくなりました。

このように、概ね多くの人は気持ちがよいと表現します。ただし、先にも述べたように関節リウマチなどは例外です。この場合、慢性の関節炎がありますので、この場合は優しく、緩めてするとよいでしょう。痛ければ無理にする必要はありません。気長に取り組んでください。

さて、「はじめに」で紹介した芝山先生からの報告では、指の関節の屈曲障害、指の腫れ・痺れ・痛み、バネ指、突き指などによかったという報告がありました。

このように末梢から中枢へ、中枢から末梢へ、というコンセプトがデルマトーム理論です。この指根っこ回しも、きっと皆様のお役に立つと確信しています。いつでもどこでも簡単で気軽に行えますので、ぜひ毎日取り入れてみてください。

第 6 章

食事と病の関係を人類史から見る

1 食事療法あれこれ

健康によい食事について、巷では肉は食べてはいけない、いや食べるほうがよいなど、いろいろな主張があって交錯しています。しかし、日本人には日本人の、アメリカ人にはアメリカの食事があり、それぞれの土地の食事が受け継がれて今の食事があります。いわゆる郷土料理です。日本で生まれた身土不二思想のマクロビオティックは海外で評判となっていますが、これにも批判があります。

＊1 病気治しの食養生・・・真逆の食事法

病気治しの食養生としては、最近ではいろいろなダイエット法が紹介されています。大きく分けると、肉食否定派と肯定派に分けられるのではないかと思われます。主な食事療法を左の表にまとめました。

各種の食事療法

	病法名	特徴	推奨する食物 食べてよい食物	禁止食物	論拠
肉食否定派	ゲルソン療法	ガン治し	複合炭水化物 果物・野菜 ニンジンジュース	塩分全て 動物性タンパク 油（アマニ油除く） 砂糖・アルコール カフェイン、タバコ	ガンは全身の栄養・代謝障害なので高ビタミン・高ミネラル食が大事
	ナチュナル・ハイジーンダイエット	人間の食性は果食性・葉食性であると主張	プラントベース（植物性）、ホウルフード（未精製）、ローフード（生の食材）を志向。初期の人類の食性（果食・葉食性）を取り入れている。	全ての精製油（オメガ3系油も）動物性タンパクや塩	コリン・キャンベル『チャイナ・スタディー』（邦訳「葬られた第二のマクガバン報告」）の説
肉食肯定派	糖質制限食	糖尿病治療	肉魚卵はもちろん、加工肉／乳製品もOK。	米やパンなどの高血糖を招く食品は禁じている。	オットー・ワールブルグの説：無酸素の状況でガンは発育する。また胎児は無酸素の状況下（嫌気性解糖）、わずか270日で受精卵から3kgの赤ちゃんとして生まれる
	断糖療法	ガン治し	肉中心の食事	全ての糖質制限	

＊2 食事以外の病気治し健康法

ワールブルグ説（前ページの表参照）の発想から、酸素を取り込んでガンを防ぐという話は深呼吸法に通じます。ですから息をつめる状況はガン発生の下地となり得ます。

しかし、これら食事指導と無関係の世界で信仰だけでガンを克服した報告は、半世紀以上も前に『私はこうしてガンが治った』『心とガン』（ともに谷口雅春著、日本教文社刊）という本で語られています。

また、キリスト教世界では、奇跡の物語として「ルルドの泉」の話もあります。食事に関係なくよくなることもあるという、これらの話を総合すると、食事だけで病気を説明できるものでもないようです。

そこで私は、人類が何を食べて700万年を生き延びてきたか？　そして、このような叡智を獲得したにも関わらず、ヒトがどうして病気になるのか？　という難しいテーマを食の歴史と脳の発達という視点からひも解き、食事の正しさとは何かを考えてみることにしました。

2 食と人類史、初期人類の食は何？

＊1 人類史に見る肉食と脳容積拡大・知能発達の関係

次ページの表は、人類の発足から現在人に至るまでの歴史を、主に食性と脳の発達に着目してまとめたものです。

この表からは、肉食が、アフリカから高緯度の寒い地方まで拡散していった人類のエネルギー確保、生存に不可欠だったことがわかります。

特に脳はすごいエネルギー食いで、現代人の脳重量は体重のわずか約２～２・５％なのに消費エネルギーは20～25％です。原人はそれには及ばないものの17％という試算もあるそうです。

栄養学においても、必須アミノ酸と必須脂肪酸はありますが、「必須炭水化物」というものはありません。肉食によって体内に生まれるコレステロールは、細胞膜の成

※『人類進化の700万年』（三井誠、講談社刊）を参考に作成した

脳容積	食物と文化
360cc～400cc 人類発足から250万年前までの450万年間変わらなかった!	果物、草の根、木の実、種子、虫、時には動物の死骸（チンパンジーからの推定）
400cc	肉食開始の証拠：ウシ科の動物のすねや下あごの骨に、石器を使って肉をはぎ取ったような跡が残っていた――「霊長類のハイエナ」になった 果食・葉食性から雑食性への転換!
450cc	肉食の効率化
610cc	高緯度地帯への移動
800cc 脳容積の急拡大は、肉食による脂肪と蛋白質摂取増加のおかげと推定される。 70万年間で脳容積がほぼ倍増!	果物食から肉食への転換 食物の乏しくなる冬を過ごすにも、生き残るための食べ物を探さなくてはならない エネルギー確保のために肉食の重要性が増す 肉食は人類生存の切り札
	加熱により食べられるものが増える（デンプン類、肉など）
1200cc	まだ額が立ち上がっていない
200万年間で脳容積が約3倍増!	それまで肉食獣の食べ残しをあさっていたのが、狩漁を始めた
1450cc	心の芽生えの始まり？（子どもの頭骨に磨かれたような跡があった） 現生人類の起源 サバの骨の大量発見（石器も）
	ブロンボス洞窟のオーカーの刻み目（7.5万年前）――創作活動の起源、言語の誕生を示唆
	穀物食（米や小麦）の開始 農耕の証拠：椎間板に障害のある骨多数発見（北シリア、1万年前）

人類進化の歴史と脳容積・知能、食物の変化

年代	出来事	詳細
700万年前	人類誕生 猿人	チンパンジーから進化。直立2足歩行
250万年前	**石器の使用開始** アウストラロピテクス・ガルヒ（エチオピア）	骨に付着した肉を削いで食べる道具に石器を使用
240万年前		脳の大型化
230万年前	猿人から原人へ ホモ･ハビリス(タンザニア)	肉を求めてアフリカ大陸を移動
180万年前	第一次出アフリカ 常夏のアフリカから高緯度のユーラシアへと拡散 ホモ・エレクトス	現代人に近い体形に（歯の縮小、身長の伸び、草原を走り回れるように）。 アフリカから拡散し、グルジアへは180万年､北京へは166万年前頃に到達。 季節の変動・気温の高低差への対応に迫られる
150万年前 ～35万年前	**火の使用開始**	火のおかげでヨーロッパなどの寒冷地への進出が比較的容易に
50万年前	アフリカ	ホモハイデルベルゲンシス、旧人
40万年前	この頃までに**狩漁が開始**	ドイツで人類最初の狩漁の証拠の槍が発掘されている（ゾウ・サイ・シカ・ウマの骨あり。槍の傷も見つかる）
20万年前～ 15万年前	現代人の直接の祖先の誕生 「ミトコンドリア・イブ」 ホモ・サピエンス・イダルトゥ	180万年前の第一次出アフリカで世界に拡散した人類はいったん消滅。 アフリカで現在の人類の直接の祖先が生まれる。 第二次出アフリカへ。 額の立ち上がり
14万年前～ 7・5万年前	魚食の開始	言語の誕生（7.5万年前）？
1万年前	**農耕、穀物食の開始**	飢えと闘っていた狩猟採集時代と異なり、食物の安定供給が実現。 富の蓄積、貧富の差の発生

分となってもいます。

チンパンジーから現代人への容貌の変化においても、肉を引きちぎる動作が顔と額の立ち上がった現代人への変化を起こさせたといえるでしょう。

また、石器の使用、出アフリカ、火の使用、狩猟の開始といった人類史でも大きな出来事が肉食の拡大を促し、それと同時期に脳容積の増加・知能の発達が起こっていることが見て取れます。

栄養素分析によれば、脳の成分は脂質約60％、蛋白質約40％といわれています。その栄養素の原資は肉食にあるといえ、これも右の見解を補強する材料となります。


一方、穀物食は、人類を飢えから脱出させました。穀物の栽培と穀物食の開始は、狩猟採集時代と異なり、食物の安定供給を実現させた画期的な発見であったわけです。同時に農耕の発展は、富の蓄積・貧富の差を生み出し、現代につながる人間社会の構図を作り出しました。

しかし、人類７００万年の歴史の中で、穀物食はたった１万年の歴史を持つに過ぎません。その前の６９９万年間、人類は糖質制限食であったともいえます。

３ 食と病いの発生の関係

＊１ 食性変化、脳容積拡大、火の使用、農耕がもたらしたもの

人類の進化は、石器の発見、肉食の開始、火の発見、穀物の栽培などにより、知能の発達、脳容積の拡大、食べ方の応用、サル顔からヒト顔への変貌、富の蓄積や貧富の差を生み出し、人類を争いと領土問題に発展させ、醜い殺戮の歴史の幕開けともなりました。と同時に病の発生の源ができたと推理します。

自然界の動物の食性は昔ながらの偏食のままで、ずっと同じ食物を食べ続けています。人間も７００万年の歴史の中で、２５０万年前まではチンパンジー同様の偏食（果食性、葉食性）で生き延びてきました。そこから肉食の開始による雑食、肉食の

拡大、穀物食の開始と食性が変わりました。

ヒトの食事が、チンパンジーと同じ食べ物であれば、彼らと同様、健康的な生涯が約束されていそうですが、ヒトはチンパンジーと違い、食のうま味を覚えてしまいました。

それが病を発生させたのではないか、と私は考えます。特に約1万年前からの農耕文明以後はその傾向が強いように思います。

＊2　病気になったときの正しい食べ方とは？

もしあなたが病気になったとして、700万年の歴史のうちのどの食性を選びますか？

私でしたら、初期人類が食べていた頃、つまりアフリカで生存していた頃の果食・葉食性のベジタリアンの食を選びます。そして、実際クリニックではそのように指導しています。つまり、原点回帰の食事です。

自然界のチンパンジーがヒトと同様、いっぱい病気をしていたら、チンパンジーの食べる食べ物も正しいとはいえないですね。しかし、そのようなことはないようです。

そこで、特に難病治しには、チンパンジーと同じ食性であった頃の果食・葉食性が適していると考えるのです。

しかし、それで病気が全て治るでしょうか？　巷で議論されている肉食の可否は、ここまで見てきた人類史を無視した議論のように思えます。また、最近の１万年前からの穀物主体の食事はどうでしょうか？

穀物は、人類史からみて７００万分の１万の時間しかありませんから、それで病気を治すというには分が悪いように思います。なぜなら、その食性が遺伝子的に適応するようになるには、１万年では短すぎるように思うからです。

＊３　病いの原因の一つは高血糖

食性の変化と脳容積の拡大という二大変革の間に病が発生したとすると、何が原因で病をもたらしたのでしょうか？

「食べ方」という視点から見ると、ヒトと他の動物との決定的な違いは、火を使い、かつ、農耕を行っているのは、ヒトだけという事実があります。

火の使用、そして約1万年前に始まった農耕によって、人類は穀物食を開始しました。安定して穀物を生産できるようになり、それを加熱することで効率的に摂取できるようになったのです。しかし、それによって人体に起こった変化は、血糖値の上昇、そしてインシュリンの酷使という未だかつてヒトが経験したことのない世界の始まりでした。

糖質制限食を主張する人たちはこの点を強調しています。何しろ699万年対1万年の対立というわけです。

＊4 インシュリンの教えること

血糖を下げるホルモンがインシュリンしかない一方で、血糖を上げるホルモンは多数あります。この事実は、人類の歴史が飢餓との闘いであったことを物語っています。すなわち、空腹には慣れているけれども、飽食には慣れていないということです。

インシュリンを酷使する食事とは、すなわち高血糖を招く食べ方です。ホルモン、免疫、代謝、神経系などを混乱させますから、血糖値が乱高下するような食生活は戒めるべきというわけです。また高インシュリン血症そのものの悪影響もあるとされます。さらに、終末糖化産物（ＡＧＥ）が老化を招くという説も、それを後押ししています。

糖質制限の考え方も非常に大切です。血糖値の乱高下するようなインシュリンの酷使は病気の主な原因の一つと考えられますから、そのような食べ方は避けるべきです。したがって、当クリニックでは精製白米、精製小麦粉、砂糖食品や飲み物はお勧めしていません。

人類は６９９万年の間、飢餓のためにケトン体を主なエネルギー源として生存してきましたが、穀物の登場により、炭水化物を主体とする食事に変わったため、現代は糖質依存の体質に変わりつつある時代に突入しているのかもしれません。

4 当クリニックでの食事指導

＊1 食事指導内容の基本

以上のような考えから、当クリニックでは朝食にはまず最初に果物を食べるよう指導しています。水分豊富でビタミン、ミネラル、酵素、食物繊維、ファイトケミカルの入った果物が最適だからです。ヒトなどの霊長類が食べる共通の食べ物で、果物の水分は「命の水」と呼ばれています。

ヒトは赤ちゃんなら70％の水分を有しています。したがって、それより水分含有量の少ない食べ物は、体を干からびさせる体質に変貌させると推察されます。ヒトが成長するにつれ、瑞々しさを失っていくのは、この水分含有量の少ない食べ物を食べ続けることにも原因があるかもしれません。

そこで、昼も夜も水分豊富な果物や生野菜をできるだけたくさん摂るよう指導していますが、冷えるからといって難色を示す人がいます。マクロビ理論も加熱料理を推奨していますね。

＊２　生野菜と果物の意味

色とりどりの生野菜や果物には、三大栄養素以外にも抗酸化物質、ファイトケミカル、酵素、ビタミン、ミネラル、食物繊維が豊富に詰まっていて、大地のパワーと太陽のエネルギー（生体エネルギー、生命力）を吸い込んでいます。

生野菜は、なぜ色とりどりであるのでしょうか？　植物は、外的から身を守るのに特有の色を兼ね備えていますが、この色は、強い紫外線や風・雪・雨・嵐の厳しい自然環境に耐え、身を守るために植物自身が作り出した防御服のようなものです。

これは色素や香り、苦み、辛みなどを生み出す特色ある機能成分となり、ファイトケミカルと呼ばれています。もし、植物を加熱したらこの多くが変質してしまい、酵素とともに失われてしまうものも出てくるのです。

そして、それを食べる全ての生き物に活力を与えてくれますし、自然界の動物はこの自然の恵みを享受しています。

＊３　摂取する具体的食材

聖なる大地から吸収した栄養素と、太陽のエネルギーを生のまま取り入れてこそ正しい食べ方といえます。

その証拠に、７００万年の大半を、人類は生食を食べて生き延びてきたのですから、加熱で失われる栄養素こそ守られるべきであって、温かいものを食べることが目的ではないからです。

もちろん加熱して食べる種類も増え、栄養素も多く摂れるようになる植物もあります。それはそれで美味しく食べることができます。

それらを含めて、食事指導は、玄米、野菜、きのこ、海藻、大豆、いも、魚、納豆、発酵食品などをバランスよく食べるよう指導しています。そこに肉や玉子も認めています。しかし、くれぐれも高血糖にならない工夫が要ります。

＊４　実際のメニュー

(1) 推奨するメニュー

体に何らかの不調を感じている人は、左記のメニューを実行してみてください。早い人で数日、遅くても1週間で体が軽くなったり体重が減少したりします。
1か月ないし3か月を過ぎたら、一品ずつ解禁して体調を観察して下さい。そうすれば何が悪かったかが見えてきます。

回避したい、または禁止する食品

①添加物の多い加工食品。
②乳製品全て（バターは可）。
③植物油全て（不飽和脂肪酸は酸化するので）。
④砂糖を含む食べ物や飲み物。
⑤カフェイン含有の飲みもの、食べ物。
⑥小麦食品全て。

右記に掲げた禁止または回避したい食品の種類は、日本では肥満、アレルギー、生活習慣病、各種ガンや難病などが今ほどなかった時代の昭和40年代前半までの食事を基本にしています。

指導している朝食

①フルーツ　②作り立てのジュース（ニンジンリンゴ野菜ジュースなど、レモンも）

③味噌汁または豚汁　④無調整豆乳

以上を日替わりで組み合わせてもよいでしょう。ただし、フルーツは単独で食べること（後述）。おなかがすいたら、玉子料理（ゆで卵など）、あたりめ、ナッツ類（素焼きで一掴み30g程度）などを食べます。果物以外の炭水化物は食べないようにします。

指導している昼食

①200～300gの生野菜サラダ（レタス、キューリ、トマト、ピーマン、ニンジン、セロリ、白菜、キャベツ、大根、タマネギ、パプリカ、小松菜など）。

②みそ汁または豚汁（きのこ、海藻は必須）

右の①②を基本食として、次の③を加えてもよい。

③トッピング材料：納豆、大豆水煮、豆腐、しらす、水煮缶（サバ、サケなど）、温野菜少量（根菜類、かぼちゃ、アスパラガス、ブロッコリー、カリフラワーな

ど)、玉子料理、大根おろしなどを適宜選択。

少量の肉・魚も可。炭水化物は肉体労働する人やスポーツする人のみ可とする。

おやつ

無理に食べる必要はありません。おなかがすいたときは少量のフルーツやナッツ類、ゆで卵などを食べてもよいでしょう。糖質制限の考えで低糖食品があれば可です。

指導している夕食

①野菜サラダと、味噌汁または豚汁は基本的なメニュー。温野菜は少量。

②肉、魚、鶏、玉子、大豆などの蛋白質料理を適宜組み合わせて①とともに食べる。偏らないように万遍なく日替わりで食べる。

③お米は玄米で150gまで（雑穀混入可)。ただし、食べなくても可（その代わり野菜を必ず食べること)。いもの代用可。

炭水化物は肉体労働の多寡で判断しますが、体重の変動が目安になります。砂糖、塩分、米、小麦などを含む食べ物（寿司や麺類など）を食べると、翌日一気に増えたりしますので注意です。

⑵糖質制限食

私の空腹時血糖は、よいときで100前後ですが糖尿人です。毎朝、血糖を測っていますし、折に触れ血糖測定をして血糖管理をしています。空腹時血糖は、前夜に食べた食種とか、ストレスで変動するというのを、身をもって感じています。

しかし、HbA1Cは5・3から5・8（JDS）と正常内に収まっていますが、穀物を食べたあとの食後血糖は糖尿人そのものです。例えば、寿司を10巻、ざる蕎麦やてんぷら蕎麦を食べると優に200~240mg／dlくらいまで急増します。和菓子なども軒並み200以上のオンパレードです。

またある朝、リンゴ・ミカン・レモンのジュースを飲んで1時間後には180でしたが、妻は111でした。妻は糖尿人でないので高血糖にはなりませんが、その代わりインシュリンは一杯出ています。逆にこのインシュリンが問題となるという指摘がありますので、糖尿病でないからといって安心はできません。

糖質制限食を勧める京都の江部康二先生は、糖尿人は1gの糖質摂取で3mg／dl上昇するといっています。まさにその通りの結果でしょう。

これにならい、私も白米、小麦製品（パン、ソーメン、ラーメン、うどん、パスタなど）を控えるという方針で実行し、安定した血糖を維持できています。炭水化物（穀物）は私の場合、月の3分の1から半分ほど摂食しますが、食べても1日1食です。食べたあとはウオーキングや筋トレをしてそれを消費するよう努めています（調べてみると最近2か月はお米を食べたのは月3回ずつでした）。

(3) 小児期、青年期の食事

糖質制限に関しては年齢調整が必要です。今までの解説は病気を発症しやすい50歳以降の食事に関する内容を述べていました。

しかし、瞬発力を必要とする小児期から青年期にかけては糖質（炭水化物）中心の解糖系（酸素のいらないエネルギー生成系）のエネルギーも必要なため、ご飯などの糖質を制限する必要はありません。

ただし条件があります。複合糖質としての玄米・麦・ソバ・イモ・雑穀などのデンプンは栄養価値が高く人体に有益ですが、砂糖・ブドウ糖・果糖液糖などといった加工した単純糖質はさまざまな弊害をもたらします。

その一番懸念される状況は体重増加、肥満、糖尿病、虫歯などの生活習慣病などからイライラや切れる、疲れやすいなどといった気分変調や精神疾患などとされています。

複合糖質は患者さんにもある程度認めていますし、幼児にも食べ過ぎを心配する必要はありません。しかし、単純糖質は別です。特に清涼飲料水やジュース、ケーキ、御菓子、チョコレートなどは遊びや運動をしない（体を動かさない）子供や青年では余剰カロリーとなって肥満をはじめとするさまざまな疾病の下地を作るからです。

これらを物心ついた頃から常日頃飲んだり食べたりしていると、甘さの虜になる糖質依存症に陥り、複合糖質を食べずにコーラやジュースを優先的に飲む習慣がつきますので早い間にやめさせる必要があります。

(4) カフェイン中毒

カフェイン中毒といわれるように、知らず知らずに多くの人がこの中毒にかかっています。骨粗鬆症、アレルギー、高血圧、頭痛などの原因となり得ます。

特に骨粗鬆症の人に対しては、パンと乳製品とともに絶対禁止しています。当クリニックでは身長をたびたび計測します。これにより、身長低下が下げ止まるのをたびたび見てきました。特に50歳以降で、身長低下がはっきりと進んでいる（1～2㎝以上）人は、注意深く観察したほうがいいでしょう。

このような場合、飲むのをやめて経過を見たほうがいいでしょう。なお緑茶はコーヒーよりもカフェイン含有量が多く、紅茶、ウーロン茶などにもカフェインがありますので要注意です。

なお、42ページで私の古典型偏頭痛について述べましたが、その後コーヒーを含むカフェイン飲料を断ったところ、現在までの3年以上片頭痛が起こらなくなりました。それはナチュラル・ハイジーンの松田麻美子先生からカフェイン（コーヒー）が原因ではと教えられその教えに従ったからです。

何十年と知らずに飲んでいた身近な飲み物が、実は犯人とは知らず、灯台下暗しで驚きでした。それ以降、私は食の安全性に着目した指導にも取り組んでいます。これも松田先生のお蔭と感謝しています。

5 欧米風への食の変換がもたらしたもの

日本人の食文化に小麦や乳製品や肉を中心に食べてきた歴史はありません。戦後、日本人になじみのなかった欧米の食事が入ってきました。それが、昭和40年代から急速に広まり、日本人の体質を変貌させ、各種病気の増加に影響を与えたと考えます。

日本人には日本人の食べ方がありました。アレルギーの急増は小麦と乳製品とオメガ6系油（リノール酸、植物油）の摂りすぎの影響が大きいと思います。実際、外来でこれらを排除するだけで、どれほど多数の患者さんが改善したか計り知れません。

ほかには、さきに述べたカフェインの害もあります。

油の問題では、これも昭和40年代からリノール酸（オメガ6系油）摂取が急増し、その反面、ＤＨＡ／ＥＰＡを摂取できる青魚の摂取は減っています。

つまり、オメガ3系油の減少のため、オメガ3とオメガ6の比率のアンバランスが生じ、病気の蔓延に関与していると指摘されています（奥山治美『本当は危ない植物油』角川書店刊を参照）。

それにならい、当クリニックでもアレルギー、リウマチ、膠原病などの炎症性疾患に油の摂取制限を指導したところ、これらの患者さんに改善を認めました。

次巻『チクチク療法・臨床編』（三和書籍刊）に出てくる数々の疾患の改善に寄与していると考えられます。

6　対極の食事法であるのに、それぞれでガンが治るという主張

正しい食事が体を作り、また誤った食事は病気を作るのも事実のようです。

繰り返しますが、自然界の中の生き物で、これだけたくさんの病気で苦しんでいるのは人と人に飼われるペットだけ、という事実があります。

他方、自然界の動物はほとんどが天寿を全うするようです。しかも、彼らは偏食です。こういう観点から偏食は病気治しに役立ちそうだといえます。


しかし、ここで一つ疑問が残ります。なぜ、動物食を拒否するナチュラル・ハイジーンダイエットやゲルソン療法に対し、対極の動物食を勧める断糖食でもガンが治っている患者がいるのでしょうか?

どちらの主張も、ガンが治ったことがあるといっていますが、どう解釈したらいいのでしょうか? 臨床現場を預かる医師としては大混迷に陥ってしまいます。


ナチュラル・ハイジーンダイエットは石器を発見するまでの食事法に近い考え方。他方、石器を発見してからは肉も食べる雑食性の食事法でしたね。

今のところ、これらのうちのどれが正しい食事法なのか、私には結論を導き出せませんでした。

ただ、一ついえることは、穀物が栽培されてからの最近1万年の食べ物は、病気治しには適していないのではないか、突き詰めると、血糖値上昇をもたらす食べ方は、決して正しくない、というのは真実のように思われます。

では食以外の精神という心の問題はどうなのでしょうか？

7 ストレスの発生と病気の関係

＊1 脳の発達とストレスの発生

脳の発達と心の問題は密接な関係があった、と私は思います。それは、ストレス発生という問題です。

私が所属している日本自律神経免疫治療研究会の理事長である安保徹先生は「無理せず、楽せず」と唱えストレスの排除をうたっています。

では、脳の発達とストレス発生とは関係なかったのでしょうか？　私は、２５０万年前の石器時代からのちにストレスが発生してきたのではないか、と考えています。

それは、危険な狩猟開始に伴うさまざまなドラマが展開された、と考えるからです。狩猟には相当なストレスがかかるはずです。狩りをするときに、おとなしい動物ばかりだと楽でしょうが、反対にすばしこい動物や手ごわい動物だと苦戦しますね。また、気象条件などの変動も困難さを倍化し、獲物が手に入らない日々があったはずです。

＊２　環境とストレス

アフリカと違い、緯度の高い地域へ拡散していった人類は、その土地土地で、食べられない時期の飢餓との闘い、暑さ、寒さ、雨、嵐などの不測の天候への対処などのため、交感神経緊張が高まる日々が多々あったと推察されます。

つまりストレスの発生と蓄積です。このような生死をかけた闘いのストレスと、気象のストレス、いつ災難に遭うかもしれない恐れ、それに、捕食されるかもしれない外敵の存在もあります。

こうしたストレスがいくつも重なったり、増えたりするにつれ、病気の発生が芽生えて行ったのではないかと想像します。

＊3 ストレスが作る病の芽と病気促進の食べ物

翻って、現代は、発展途上国以外は住む家もありエアコンもありますし、捕食される危険性はゼロです。

しかし、食べることに関しては、飢餓どころかむしろ飽食であり、社会状況は交感神経が高まることのオンパレードで、血管が収縮し血流を減少させ、体温を下げ、高血糖を呼び込む状況にあります。

その結果、内分泌、免疫、代謝、神経系がかく乱され、あらゆる病気の下地がいっぱい作られています。

常にではないにせよ、生きるための狩猟採集で闘うストレスと、現代のストレスとどちらが強いか、それは想像の世界でしかありません。

以上から、環境変化に順応するためのストレスに加え、肉食開始に伴う知性獲得過程で手にした叡智とともに、悩むということを背負い込んだ内的ストレス。これだけで、ストレスに弱いヒトなら病気になってもおかしくないでしょう。

そして、現代人の血糖値乱高下のもとになる、甘いもの、白物食品、精製食品や、適切な食べ方を逸脱した肉食偏重、加工食偏重などの外的ストレス。

この内的ストレスと外的ストレスが相まって、自律神経を狂わせ、そこから代謝機能、内分泌機能、免疫機能を低下させ、これらが入り混じって病気の発生を加速させたのではないか、と私は考えています。

8 養生法の究極は感謝できる心を持つこと

＊1 感謝の言葉が病を治す

そうしたストレスに対処するために、現代までに養生法がいろいろと創出され、心身リラックス法の一つとして呼吸法なども考え出されました。

なかでも、それをうまくいい現していると思ったのは、正心調息法という呼吸法を考えた故塩谷信男先生の「前向きな心、愚痴をいわない、感謝の気持ちを持つ」という3つの言葉です。これを外来でよく使っています。

そのほかに、私は究極の対処法として信仰があると思っています。先に「心とガン」について少し触れましたが、食事と関係のない世界で、宗教がガン・難病を治した、そして現代でも治しているという事実は、「心」がこれら病気と密接な関係がある、と思います。

心身一如、色心不二の世界です。そこで、世界の宗教を見渡しても、それらに共通する合い言葉は〝ありがとうございます〟です。感謝の世界ですね。

しかし、宗教を信じなくても〝ありがとうございます〟に関る心の持ち方を手に入れればいいと考えるのですが、どうすれば手に入れることができるのでしょうか？

＊2 脳が判断する〝快・不快〟の感情が病気を決定する？

この項の最後に、なぜ宗教が病気治しに役立つか、という本質に迫りたいと思います。心（脳）が気持ちいい（好き＝快）と感じる世界は、副交感神経を高め、嫌だな（嫌い＝不快）、と思う世界は交感神経を高めます。この快・不快が呼吸や血流や痛みや脳波にまで影響します（船瀬俊介解説『食事を正しくすれば、老化は防げる』徳間書店刊）。

したがって、〝ありがとうございます〟と唱える世界（信仰など）は副交感神経の究極の姿で、怒りや憎しみや絶望の感情は交感神経の究極の姿です。つまり、明るい、楽しい、嬉しい、感謝、感動、希望とか夢や笑うとかの感情は、副交感神経の世界で、これが病気治しに役立つと考えるのです。

私は何も、無理に信仰の世界を推奨しているのではありません。自分で感謝する（副交感神経の）世界を作りあげればいいと考えています。

では、何に向かって感謝するのかといえば、筑波大学名誉教授・村上和夫先生のいうサムシンググレートとか、ご先祖とか、天地創造万物に向かって〝ありがとうございます〟を唱える世界ということになるでしょう。

不快な気持ちのときこそ〝ありがとうございます〟を唱えます。それが、脳を〝快〟のほうへ舵を切る〝切り札の言葉〟だと思っています。

たとえ不愉快なときでも〝ありがとうございます〟を唱えます。悲しくても、辛くてもそう唱えます。大げさにいえば何万回も唱えます（書籍『つきを呼ぶ魔法の言葉』、『人生を変えた9人の物語』）。

笑えなくても作り笑いを無理にするのもその変法です。そうすれば、不快という感情が、一発逆転で〝快〟の世界へ導いてくれます。この一発逆転の言葉こそ病気治しに最適な〝栄養剤〟だと思っています。

つまりは、私たち自身の心の中にこそ〝病気治しの芽がある〟のではないでしょうか。

補足　果物を食べたら太るという誤解

＊１　正しい果物の食べ方

まず始めに果物を食べるときに守らなければならない原則を述べます（ナチュラル・ハイジーンより）。

①胃がからっぽのときに食べる
②果物以外の食べ物と一緒に食べない
③食後のデザートに食べない
④新鮮なまま生で食べる（加工しない）

果物は食後に食べること（デザート）が太る原因であって、果物自身には何の罪もありません。

ヒトやチンパンジーやその他の霊長類の共通の食べ物でもあったわけですが、肥満の猿やチンパンジーを見たことはあるでしょうか。現代人の「果物を食べたら太る」という誤解や偏見は、右の①から④に述べた原則を守っていない食べ方にその原因があったのです。

＊2　果糖は細胞に吸収されやすい

果物は3大栄養素をはじめ、ビタミン、ミネラル、酵素、抗酸化物質、ファイトケミカルや食物繊維など全ての栄養素が含まれている理想的な食品です。

果物は食べごろの熟している段階で既に果物自らが持つ酵素によって、炭水化物を果糖やブドウ糖のような単糖類に変える作業を済ませていますので、胃の中を通過する時間がとても短く（10分～30分といいます）消化にかかるエネルギーを必要としません。

しかも果物の果糖はインシュリンを必要としないとされますので、そのまま細胞に吸収されやすくエネルギーに転換されやすいのです。テニスの試合で、選手がコートチェンジの際、バナナをよく食べているのはエネルギーや失われたミネラルの補給が自然のかたちでできるからです。だからこそ、食後に食べたり（デザート）、他の食べ物と一緒に食べるという食べ方は間違っているのです。

＊3 人の血中にはどれだけの糖があれば十分なのか？

人間の空腹時血糖値は１００mg／dlです。1リットルは10デシリットルですから、人の循環血液量を4～5リットルとして血中には4 gから5 gの糖しか存在しないことになります。これは角砂糖一個分（4 gとして）です。これからいくと血糖値２００mg／dlの糖尿病の人は、たった角砂糖2個分で苦しめられることになります。

ちなみに茶碗一杯軽めの白米１５０gを食べると55gの糖質を摂取することになりますから角砂糖14個分の糖を血中に取り込むことになります。これが1日3回だと１６５gの糖質摂取となり角砂糖41個分に相当します。

ところで成人男性の厚労省推奨1日糖質摂取量は３６０gです（1日２４００キロカロリーとして糖質量60％＝１４４０キロカロリーとして）から角砂糖90個分です。

もしこれに相当するエネルギーを基礎代謝、運動、労働で消費するなら、理論上は差し引きゼロで体重に影響はないことになりますが、食事で十分すぎる糖質を取ったうえに、さらにデザートとして果物をとれば、余ったブドウ糖や果糖は体脂肪に変換されてしまい、太るのは当然の結果となるでしょう。

＊4　朝フルーツの効果

果物を食べる効果的な時間帯は朝起きてから午前中が理想的です。そうして、当クリニックに通院中の朝フルーツを実践している患者さん100名の体重を調べたところ、90％以上の人が減量したというデータがありました。

このように食べ方さえ間違えなければ、果物は理想的な食べ物として健康をもたらしてくれる食べ物といえます。ちなみに私も朝フルーツを実践してから、20歳の頃の体重と同じになり体脂肪率も12％前後を維持しています。ただし、今ではそのほかの糖質制限食も時々実践しています。

当初人参リンゴジュースダイエットを4年したのち朝フルーツを現在まで約5年とり入れてきました。朝フルーツとナチュラル・ハイジーンダイエットで30kg以上減量した人は2名いて、また朝フルーツ実践者で10kg、20kgという減量の人も多くいます。

食事療法に関する参考図書

江部康二／釜池豊秋　糖質制限食関連書
西脇俊二　断糖食関連書
星野仁彦『ガンと闘う医師のゲルソン療法』（マキノ出版）
小山内博『生活習慣病に克つ新常識』（新潮社）
夏井睦『炭水化物が人類を滅ぼす』（光文社）
福田一典『ブドウ糖を絶てばがん細胞は死滅する！』（彩図社）
久保明『「糖化」を防げば、あなたは一生老化しない』（永岡書店）
山岸昌一『老けたくなければファーストフードを食べるな』（ＰＨＰ研究所）
牧田善二『老けたくないなら「ＡＧＥ」を減らしなさい』（ソフトバンククリエイティブ）
三井誠『人類進化の７００万年』（講談社）
海部陽介『人類がたどってきた道』（日本放送出版協会）
白澤卓二『白米中毒』（アスペクト）
奥山治美『本当は危ない植物油』（角川書店）
山田豊文『病気がイヤなら「油」を変えなさい！』（河出書房新社）

永楽和重『「偏食」のすすめ』（教育評論社）
松田麻美子監修『フルモニー！』
（グスコー出版）
ハーヴィー・ダイアモンド、マリリン・ダイアモンド共著、松田麻美子訳『フィット・フォー・ライフ』（グスコー出版）
安保徹『「薬をやめる」と病気は治る』
（マキノ出版）
フランク・オスキー『なぜ「牛乳」は体に悪いのか』（東洋経済新報社）
ウイリアム・デイビス『小麦は食べるな！』
（日本文芸社）
塩谷信男『自在力』（サンマーク出版）
滝澤朋子『ホ・オポノポノ』
（株式会社トータルヘルスデザイン）
五日市剛『ツキを呼ぶ「魔法の言葉」』
（マキノ出版）
村上和雄『生命の暗号』（サンマーク出版）
谷口雅春『心と癌』・『私はこうして癌が治った』（日本教文社）
船瀬俊介監修、ノーマン・ウオーカー『食事を正しくすれば、老化は防げる』（徳間書店）
ノーマン・カズンズ『笑いと治癒力』
（岩波書店）
『人生を変えた９人の物語』
（笑顔セラピーねっとの冊子）
など

体験談その3

＊糖尿病患者症例：O・Mさん（63歳、男性）

（『チクチク療法・臨床編』糖尿病例）

〈症例説明〉

8年前の初診時、体重70kg、Hb A1c 6・5（JDS正常値4・3〜5・8）、グリコアルブミン（GA）17・4（正常値15・6）でした。初診より5年後、体重71kg、Hb A1c 7・3、GA 20・5まで悪化しましたが、その後は定期的に受診し、チクチク療法と食養生をつづけ、平成26年5月には67kg、Hb A1c 5・5、GA 15・1まで改善し、すばらしい成果を残しました。この間服薬はしていません。

〈体験談〉

私は8年ほど前になりますが、加齢とともに体力の衰えもあり、仕事のストレスからと思いますが、今まではあまり感じなかった「肩こり」がひどくなり、身体の不快な状態が続いていました。

そのときに、知人の方より「ナガタクリニック」を紹介され診察をしていただきました。その結果、心身の緊張した状態が和らぎ、症状が改善し支障のない生活に戻り快適に過ごせるようになりました。それ以来、続けて診察を受けています。

仕事柄、飲酒の機会も多くアルコール性脂肪肝、高血圧、高血糖と常にメタボ状態でした。

先生から、減量するために「朝は水分の多い果物、昼は蕎麦、夜は玄米と野菜」などと食事に気をつけることの指導がありました（現在は、糖質制限の指導でソバなどの炭水化物はすすめておりません）。

なかなか、そのとおりに実践できたわけではありませんが、飲酒を控え、運動も心がけ、生活習慣の改善に努めたため、今では糖尿病も克服できました。これからも続けて受診をお願いしようと思っています。

おわりに

前著『無血刺絡療法』（河出書房新社）を上梓して7年以上が経ち、完売絶版となりました。その間、多くの臨床経験が積み重ねられ、新しい知見も増え、内容を補充する必要に迫られてきました。

私には『無血刺絡の臨床』『無血刺絡手技書』という専門書があると「はじめに」で書きましたが、その書を刊行していただいている三和書籍の高橋考社長から「新しく書き直して出版しましょう」というお話をいただいて、できたのが本書というわけです。ご提案くださった高橋社長に感謝申し上げます。

さて、前著では「まえがき」で、無血刺絡は痛圧刺激手技と養生法からなる、と書きましたが、この養生法というものは奥が深く汲めども尽きない状態で、終わりのない世界であろうかと思いました。

特に食養生は、さまざまな主義・主張のなかから、これが正しいと思ったものを選び、それを臨床外来で患者さんに伝え、指導しようとしましたが、なかなか納得できる食養生を見つけることはできませんでした。

この未知の世界に火をつけてくれたのは、無血刺絡療法普及会（2012年から計13回東京で開催）の第一期共同演者で、人類進化論を研究し、日々の臨床に取り入れておられる歯科医の牛嶋宏幸先生（尼崎・牛嶋歯科医院院長）でした。

その内容は、私の食に対する興味の対象を広げてくれたうえ、食の変化↓咬合↓頭蓋脳容積の増大↓知能獲得という視点から捉える転換点となりました。

そこで、本書第6章の食事法の項で書いたように、ヒトの食べ物の変遷と人類進化との関連につながりストレスの発生と病の関係に辿り着きました。

ところが、現代では、このストレスというものを非常に重要な要因だとは捉えてはいても、そこから生じる病の発生に関してはあまり熱心に目を向けていません。なぜなのか？　それはストレスを排除して病気が治ったりしたら、薬や手術で病気を治そうとする現代医療と真逆の治療法となるからです。

つまり、ストレスを排除する養生法に徹して癒ってしまえば、〝それでは困る〟職種の人たちが多数出現してしまいます。ところが皮肉なことに、それが実現すれば膨大な医療費が削減できることになります。

私の所属している自律神経免疫治療研究会の理事長・安保徹先生は「むしろ、強力すぎる対症療法を行ってますます病気を治せない世界に導いている」と述べています。私も外来診療のなかで同様に感じていますが、安保先生は、こうした原因を明らかにせずに科学的な治療を行うことはあり得ないと強調していますし、病気になってから行う治療ではなくて、病気になる前の生活態度を改めて、ストレスを排除することこそ医療の本道ではないかと唱えています。

言い換えれば、落とし穴に落ちてから救助するのではなく、落ちる前に落とし穴の前に立ち「ここに行っては落ちますよ」という警告を発するのが、私たち自律神経免疫治療を標榜する医療者の役目ではないかと考えています。この書が読者諸兄の自然治癒力を高めるお手伝いとなれば幸いに思っています。

最後にこの書を作るにあたり、協力をしてくれた当クリニックの職員にお礼を申し上げます。彼女達の手助けのお蔭でスムーズな執筆が進みました。

次に、体験談を快く書いてくださった患者様のご好意に厚く感謝を申し上げます。体験談は私の書く堅苦しい文章のなかにあって、一服の清涼剤のような役割を果たしてくれたと思っています。有難うございました。

そして、私の外来に足を運んでくださった多くの患者様にお礼を言わなければなりません。なぜなら、チクチク療法という新しい治療を受けていただいたおかげでこの書ができたのであり、皆様の治療経験がなければ書けなかったからです。改めてこの場を借りて感謝申し上げます。

それから、チクチク療法を開始して以来、絶えず私の傍にいて励まし支え続けてくれた妻に感謝を述べたいと思います。それにチクチク療法普及のため、日頃厚いご配慮をいただいている無血刺絡療法普及会の皆様にもお礼を申し上げます。

また、本書は養生編・臨床編と分割するにあたり、三和書籍編集長・山内良太様のアドバイス・編集に負うところが大きくここに感謝申し上げる次第です。

最後に、無血刺絡をいつも温かく見守りながら、常にご助言ご指導いただいた恩師の八瀬善郎先生（和歌山県立医科大学名誉教授、関西医療大学名誉学長）と、私の右腕になって常に補佐してくれた芝山豊和先生に深く感謝申し上げます。

平成27年2月

著者

【著者】

長田　裕（ながた　ひろし）

ナガタクリニック院長。

1948年神戸市生まれ。和歌山県立医科大学卒業後、同大学附属病院、和歌山赤十字病院、神戸市立中央市民病院などの脳神経外科に勤務。

1988年に医院を開業し一般医として再スタート。

2004年3月より東洋医学と西洋医学を融合した「刺さない鍼」を用いた痛圧刺激手技とデルマトーム理論を用い、数多くの難治性疾患の治療に携わってきた。

同年4月、福田一安保理論を柱とする日本自律神経免疫治療研究会に所属し現在は理事を務めている。

和歌山市でクリニックを開業中。

資格：元日本脳神経外科学会専門医　学会所属：日本臨床内科医会・日本東洋医学会・全日本鍼灸学会。

著書：『無血刺絡療法』（河出書房新社）、『無血刺絡の臨床』『無血刺絡手技書』（三和書籍）、『顔もみ療法」（マキノ出版）がある。

自分でできるチクチク療法

2015年　3月　10日　第1版第1刷発行
2017年　8月　28日　第1版第2刷発行
2020年　7月　3日　第1版第3刷発行
2023年　9月　13日　第1版第4刷発行

著者　長田　裕

発行者　高橋　考
発行所　三和書籍

〒112-0013　東京都文京区音羽2-2-2
TEL 03-5395-4630　FAX 03-5395-4632
info@sanwa-co.com
http://www.sanwa-co.com

印刷所／製本　モリモト印刷株式会社

ISBN978-4-86251-174-4 C2077